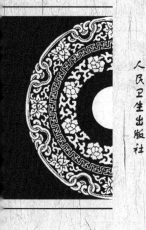

伤寒论语译

一九八二国家中医古籍整理出版规划
中医古籍整理丛书重刊

主编　刘渡舟

副主编　钱超尘

编写　毛雨泽　郝万山　孙志洁　裴永清　刘渡舟　钱超尘

审定　裴沛然　李培生　欧阳锜　李克绍　汤万春

人民卫生出版社

图书在版编目（CIP）数据

伤寒论语译 / 刘渡舟主编. —北京：人民卫生出版社，
2013

（中医古籍整理丛书重刊）

ISBN 978-7-117-17154-0

Ⅰ. ①伤… Ⅱ. ①刘… Ⅲ. ①《伤寒论》-注释

Ⅳ. ①R222.22

中国版本图书馆 CIP 数据核字（2013）第 083442 号

人卫智网　www.ipmph.com　医学教育、学术、考试、健康，
　　　　　　　　　　　　　　购书智慧智能综合服务平台
人卫官网　www.pmph.com　人卫官方资讯发布平台

伤寒论语译

主　　编：刘渡舟
出版发行：人民卫生出版社（中继线 010-59780011）
地　　址：北京市朝阳区潘家园南里 19 号
邮　　编：100021
E - mail：pmph @ pmph.com
购书热线：010-59787592　010-59787584　010-65264830
印　　刷：北京铭成印刷有限公司
经　　销：新华书店
开　　本：850×1168　1/32　印张：10
字　　数：184 千字
版　　次：2013 年 6 月第 1 版　2024 年 2 月第 1 版第 9 次印刷
标准书号：ISBN 978-7-117-17154-0
定　　价：28.00 元

打击盗版举报电话：010-59787491　E-mail：WQ @ pmph.com
（凡属印装质量问题请与本社市场营销中心联系退换）

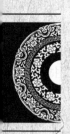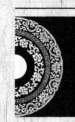

重刊说明

《中医古籍整理丛书》是我社 1982 年为落实中共中央和国务院关于加强古籍整理的指示精神，在卫生部、国家中医药管理局领导下，组织全国知名中医专家和学者，历经近 10 年时间编撰完成。这是一次新中国成立 60 年以来规模最大、水平最高、质量最好的中医古籍整理，是中医理论研究和中医文献研究成果的全面总结。本丛书出版后，《神农本草经辑注》获得国家科技进步三等奖、国家中医药管理局科技进步一等奖，《黄帝内经素问校注》《黄帝内经素问语译》《伤寒论校注》《伤寒论语译》等分别获得国家中医药管理局科技进步一等奖、二等奖和三等奖。

本次所选整理书目，涵盖面广，多为历代医家所推崇，向被尊为必读经典著作。特别是在《中医古籍整理出版规划》中《黄帝内经素问校注》《伤寒论校注》等重点中医古籍整理出版，集中反映了当代中医文献理论研究成果，具有较高的学术价值，在中医学术发展的历史长河中，将占有重要的历史地位。

30 年过去了，这些著作一直受到广大读者的欢迎，在中医界产生了很大的影响。他们的著作多成于他们的垂暮之年，是他们毕生孜孜以求、呕心沥血研究所得，不仅反映了他们较高的中医文献水平，也体现了他们毕生所学和临床经验之精华。诸位先贤治学严谨，厚积薄发，引用文献，丰富翔实，训诂解难，校勘严谨，探微索奥，注释精当，所述按语，彰显大家功底，是不可多得的传世之作。

中医古籍浩如烟海，内容广博，年代久远，版本在漫长的历史流传中，散佚、缺残、衍误等为古籍的研究整理带来很大困难。《中医古籍整理丛书》作为国家项目，得到了卫生部和国家中医药管理局的大力支持，不仅为组织工作的实施和科研经费的保障提供了有力支持，而且为珍本、善本版本的调阅、复制、使用等创造了便利条件。因此，本丛书的版本价值和文献价值随着时间的推移日益凸显。为保持原书原貌，我们只作了版式调整，原繁体字竖排（校注本），现改为繁体字横排，以适应读者阅读习惯。

由于原版书出版时间已久，图书市场上今已很难见到，部分著作甚至已成为中医读者的收藏珍品。为便于读者研习，我社决定精选部分具有较大影响力的名家名著，编为《中医古籍整理丛书重刊》出版，以飨读者。

人民卫生出版社
2013 年 3 月

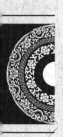

出版者的话

　　根据中共中央和国务院关于加强古籍整理的指示精神，以及卫生部 1982 年制定的《中医古籍整理出版规划》的要求，在卫生部和国家中医药管理局的领导下，我社在组织中医专家、学者和研究人员在最佳版本基础上整理古医籍的同时，委托十一位著名中医专家，用了七八年的时间，对规划内《黄帝内经素问》等十一部重点中医古籍，分工进行了整理研究，最后编著成校注本十种、语译本八种、辑校本一种，即《黄帝内经素问校注》、《黄帝内经素问语译》、《灵枢经校注》、《灵枢经语译》、《伤寒论校注》、《伤寒论语译》、《金匮要略校注》、《金匮要略语译》、《难经校注》、《难经语译》、《脉经校注》、《脉经语译》、《中藏经校注》、《中藏经语译》、《黄帝内经太素校注》、《黄帝内经太素语译》、《针灸甲乙经校注》、《诸病源候论校注》、《神农本草经辑注》等十九种著作，并列入卫生部与国家中医药管理局文献研究方面的科研课题。

　　在整理研究过程中，从全国聘请与各部著作有关的中医专家、学者参加了论证和审定，以期在保持原书原貌的基础上，广泛吸收中医学理论研究和文史研究的新成果，使其成为研究重点中医古籍的专著，反映当代学术研究的水平。因此，本书的出版，具有较高的学术研究价值。

　　然而，历代中医古籍的内容是极其广博的，距今的年代是极其久远的，有些内容虽然经过研究，但目前尚无定论或作出解释，有待今后深入研究。

人民卫生出版社

1989 年 2 月

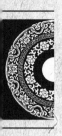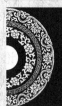

前言

　　《伤寒论》是东汉末年著名医学家张仲景的一部临床医学著作。仲景在六经分证的基础上，创立了"六经辨证"的理论体系和辨证方法，并以理法方药相结合的方式，阐述了多种外感病和杂病的治法与治则。这部伟大的医学经典著作，为我国方剂学和临床医学的发展，奠定了坚实基础。它在我国医学发展史和世界医学发展史上，都具有重要地位。

　　为了继承发扬祖国优秀的医药学遗产，使之更好地为人民的健康事业服务，卫生部及国家中医药管理局决定把《伤寒论》、《金匮要略》、《灵枢经》、《素问》、《甲乙经》、《太素》、《脉经》、《难经》、《神农本草经》、《诸病源候论》、《中藏经》等十一部古典医籍作为重点科研课题进行整理研究。这在中国医药学发展史上，是具有很大意义的。根据要求，《伤寒论》的整理研究分为校注本和语译本分别出版。校注本整理研究的内容包括提要、按语、校勘、注释、校注后记五部分，以适应具有中医大专以上文化水平读者和研究者的需要；语译本包括译文、提要和注释三部分，以适应一般读者的需要。

　　我们在进行《伤寒论》校注的同时，还进行了《伤寒论》语译工作。校注本与语译本既相互独立，又相互联系。现有几个问题需作如下说明。

　　首先，语译本所使用的底本是刘渡舟等编的《伤寒论校注》本，因此最能反映明代赵开美摹刻的北宋治平二年（公元1065

年）林亿、孙奇校定的《伤寒论》原貌。过去，有一些注释家曾采用赵开美摹刻本作为底本进行注释，如日本丹波元简《伤寒论辑义》、山田正珍《伤寒论集成》、陆渊雷《伤寒论今释》、重庆中医学会编注《新辑宋本伤寒论》、南京中医学院《伤寒论译释》等，但大都只取其三阴三阳篇进行注释阐发，对于《辨脉法》、《平脉法》、《伤寒例》、《辨痉湿暍脉证》及诸可诸不可等篇，或予删去，或予节录。所以许多读者过去看到的并不是完本《伤寒论》，而是节本《伤寒论》。我们这次整理研究《伤寒论》，抱着对底本极为忠实的态度，不加删裁，以使广大读者看到赵氏摹刻宋本《伤寒论》的全文。目前，学术界对《伤寒例》及诸可诸不可诸篇聚讼不已，有的认为出自仲景，有的认为叔和伪托，有的认为尽管其中有叔和之语，但也有仲景的学术思想等等。我们认为，收录并语译宋本《伤寒论》的全文，而不是节录、语译其中的一部分，这对于全面研究《伤寒论》是很有意义的。

第二，校注本和语译本的"提要"、标点和重要词语的注释是相同的。但为了适应广大一般读者的需要，语译本的注释较校注本的注释略多一些，一般不出书证。语译本简体横排，为此，全书方后煎服法中"右×味，水煎……"之"右"字，均径改为"上"。

第三，语译本不出校勘，但是，语译本吸收了校注本的校勘成果。例如：《辨脉法》、《平脉法》、《伤寒例》分别有"欲裸其身"的"裸"，"时夏月盛热，欲著複衣"的"複"，"卫气疎"的"疎"，"脉阴阳俱盛"的"俱"，共四个讹字"裸、複、疎、俱"，根据上下文的意思和汉字规范化的要求，应该分别写作裸、複、疎、俱才对。校注本已予径改，并在校注后记中详加说明；语译本亦一并径改，根据简体字的要求，"複"已改作"复"。另外，校注本校勘时凡未改动原文者，语译本原文在应校勘文字后于［ ］内注明与校注本校勘注相应的文字，作为语译时直译的依据，既保持了《伤寒论》原貌，又体现了校注本的研究成果。

8

　　第四，翻译古文最好是直译，因为这样可以较准确地体现原文的思想内容，所以我们在语译的时候，尽可能采用直译法，有时哪怕是译文生硬一些，能不用意译或串讲大意的方法就尽可能不用。但是有些句子或词语如果直译，不但很难作到通顺明白，而且还容易出现原文照录的现象，在这种情况下，我们适当采用了意译。比如太阳上："太阳病，或已发热，或未发热，必恶寒体痛、呕逆，脉阴阳俱紧者，名为伤寒。"这里难译的是"阴阳俱紧"的"阴阳"。如果保持直译，只好原文照录，这样就没有多大意思了；因而只好辅以意译，即把"阴阳"译为"尺寸"，也就是说，这里的"阴"指"尺"，"阳"指"寸"。这样译有没有根据呢？《难经》说："关前为阳，关后为阴"，我们觉得这个讲法可以解释"阴阳"的含义，所以就意译为"尺寸"了。但是总地看，全书意译的地方很少。

　　第五，《伤寒论》诸可诸不可篇，有许多条文与三阴三阳篇相互重复，为避免繁冗，凡是诸可诸不可篇重见的条文，一概不译，只注明参见某某篇，起提示作用。

　　语译看似容易，其实是很不容易作得好的。本书虽经全组同志反复修改，但仍难免有许多不当的地方，诚恳希望读者指正。

刘渡舟　钱超尘

语译者　毛雨泽　郝万山

孙志洁　裴永清

1989 年 5 月 25 日

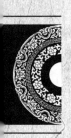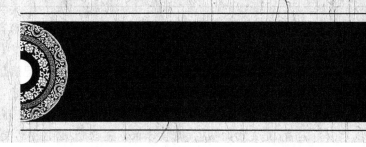

　　岁乙未，吾邑疫疠大作，予家臧获[1]率六七就枕席。吾吴和缓[2]明卿沈君南昉在海虞[3]，藉其力而起死亡殆遍，予家得大造[4]于沈君矣。不知沈君操何术而若斯之神，因询之。君曰："予岂探龙藏秘典，剖青囊奥旨而神斯也哉？特于仲景之《伤寒论》窥一斑两斑耳！"予曰："吾闻是书于家大夫[5]之日久矣，而书肆间绝不可得。"君曰："予诚有之。"予读而知其为成无己所解之书也。然而鱼亥[6]不可正，句读不可离矣。已而购得数本，字为之正，句为之离，补其脱略，订其舛错。沈君曰："是可谓完书，仲景之忠臣也。"予谢不敏。先大夫[7]命之："尔其板行，斯以惠厥同胞。"不肖孤曰："唯唯。"沈君曰："《金匮要略》仲景治杂证之秘也，盍并刻之，以见古人攻击补泻、缓急调停之心法。"先大夫曰："小子识之！"不肖孤曰："敬哉。既合刻，则名何从？"先大夫曰："可哉，命之名《仲景全书》。"既刻已，复得宋版《伤寒论》焉。予曩[8]固知成注非全文，及得是书，不啻[9]拱璧，转卷间而后知成之荒也，因复并刻之，所以承先大夫之志欤。又故纸中检得《伤寒类证》三卷，所以隐括[10]仲景之书，去其烦而归之简，聚其散而汇之一。其于病证脉方，若标月指之明且尽，仲景之法，于是粲然无遗矣，乃并附于后。予因是哀夫世之人，向故不得尽命而死也。夫仲景殚心思于轩岐，辨证候于丝发，著为百十二方，以全民命，斯何其仁且爱，而跻一世于仁寿之域也！乃今之业医者，舍本逐末，超者曰东垣，局者曰丹溪已矣。而最称高者，则《玉机微义》是宗，若《素问》，若《灵枢》，若《玄珠密语》，则嗒焉茫乎而不知旨归。而语之以张仲景、刘河间，几不能知其人与世代，尤觍然曰："吾能已病足矣，奚高远之是务！"且于今之读轩岐书者，必加诮曰："是夫也，徒读父书耳，不知兵变已。"夫不知变者，世诚有之，以其变之难通而遂弃之者，是尤食而咽也，去食以求养生者哉，必且不然矣。则今日是书之刻，乌知不为肉食者大噱乎！说者谓："陆宣公达而以奏疏医天下，穷而聚方书以医万民，吾子固悠然有世思哉！"予曰："不，不！是先大夫之志也！先大夫固尝以奏疏医父子之伦，医朋党[11]之渐，医东南之民瘼；以直言敢谏，医谄谀者之膏肓，故踬之日多，达之日少。而是书之刻也，其先大夫宣公之志与！今先大夫殁，垂四年而书成，先大夫处江湖退忧之心[12]，盖与居庙堂[13]进忧之心同一无穷矣。"客曰："子实为之，而以为先公之志，殆所谓善则称亲与！"不肖孤曰："不，不！是先大夫之志也！"

万历己亥三月谷旦海虞清常道人赵开美序

注[1]臧获：奴婢的贱称。

[2]和缓：医和、医缓的合称，都是春秋时代的名医。和缓合称，即指名医的意思。

[3]海虞：今江苏常熟县东。

[4]大造：大恩大惠、大功劳。

[5]家大夫：家中做官的父亲。大夫指做官的人。

[6]鱼亥：指文字形近而传写讹误。

[7]先大夫：此指已故做官之父。

[8]曩(nǎng 攮)：往昔、从前。

[9]不啻(chì 赤)：无异于。

[10]檃括：对原有文章的内容加以剪裁或修改。

[11]朋党：为私利勾结的同类，或排斥异己的宗派集团。

[12]处江湖退忧之心：身处江湖边远之地，仍存忧虑国家之心。

见范仲淹著《岳阳楼记》中"处江湖之远，则忧其君。"句。

[13]庙堂：指朝廷。

【语译】

乙未（公元 1595 年）年，我的家乡疫疠大流行，家里的奴仆十分之六七都病倒了。这时我郡名医沈南昉（明卿）先生正在海虞，借他的大力治疗，几乎所有的病人都死里逃生，我家幸蒙沈先生的恩惠实在太大了。不知道沈先生掌握了什么样的高超医术竟如此神奇，于是向他请教。沈先生说："我哪里是寻求了孙思邈的龙藏密典，剖取了华佗青囊奥旨才如此神妙！其实，只是对仲景的《伤寒论》稍有一两点心得罢了！"我说："从我父亲那里就听说有这样一本书的时间已经很久了，可是在书市店铺里买不到。"沈先生说："我确实有这本书。"给我阅读了这本书以后才知道那是成无己所注解的《伤寒论》，然而由于传抄和刻印时所造成的文字错误很多而又没有更正，句读也没有断离。后来又购得数本，于是文字被更正了，句读也进行了断离，又补充了脱落掉的文字，订正了错讹。沈先生说："这可算得上是一本完整的书了，你真是传扬仲景学说的忠臣。"我自不才，谢谢如此赞誉。先父曾指命我说："你可要把这本书刊刻印行于世啊！以便用它来造福于同胞。"我连连答应："是，是！"沈先生说："《金匮要略》是仲景治疗杂病的秘方妙诀，何不一起刊刻，这样可以用来看到古人在治疗疾病时所施用的补泻、缓急调节的心传要法。"先父说："你要用心记住！"我说："遵命。合刻以后用什么名字呢？"先父说："好！可以命名为《仲景全书》。"书刊印以后，又得到了宋版《伤寒论》。我以前已知道成无己的注解本《伤寒论》并不是仲景的全文，得到这个版本，我内心的喜悦就好像得到了珍贵的宝玉一样，阅读以后才更加知道成注本有哪些缺简和疏误之处，因而才又合并刊刻，用来实现先父的遗愿。以后，我又从旧书堆中找出《伤寒类证》三卷，正好可用来纠正仲景书因传抄而造成的缺失和错误，以去掉其中的烦琐而归于简要，聚其分散的地方而汇于一处。它对于病证的辨治，就像夜晚的月亮一样明亮、透彻，仲景的精奥理论和治疗法则，就鲜明而无遗漏地显现出来了，因而一并附刊于后。我因此哀伤世人过去不能享尽自己的天年而死去。仲景精心研究轩岐医术，辨别证候于毫发之间，撰写了一百十二方，以保全黎民的生命，这是何等的仁爱，而使世人都达到长寿的境界！当今的医生，舍弃根本而追末流，他们所认为高明一等的医生只是东垣，次一等的是丹溪罢了。而见识最高超不过的，是尊奉《玉机微义》而已，像《素问》，像《灵枢》，像《玄珠密语》，这些医籍则茫茫然不知道它们的精华所在。而说起张仲景、刘河间，几乎还不能知道他们的名字与年代，这些人还自我欣赏地说："我能治好病也就行了，哪里还要去追求那些高深的东西呢！"对于现在读轩岐医书的人，还讥笑地说："这个人啊！只是知道读祖先传下来的书，而不知道变通运用。"不知道变通的人，世上确实存在，由于变化而难于通达便放弃学习和钻研的人，就好比是因噎废食一样，不吃饭还想要求得养生，那必然是办不到的。因此现在这本书的刊刻，怎么能不被那些无知的人所嗤笑呢！有的人说："唐朝的陆宣公（陆贽）在显赫通达时就以向上奏疏来治理天下，在困难不利的时候就收集方书和行医来医治百姓的疾病，现在你心中也是有着忧虑天下的大志吧！"我说："不，不！这是先父的志向！先父本来曾向上奏疏论述过三纲五常的社会道德规范和父子伦理，用以治理朋党的逐渐为患，以治理我们东南地区的民间困苦；又以直言敢谏，医治那些谄谀拍马人的顽症，所以不顺利的时候多，显达兴旺的时候少。这本书的刊刻，大概是先父相似于陆宣公的志向吧！现在先父去世，经四年而书刻印完成，先父处江湖退忧之心，实与在朝廷做官忧天下的心意同样是无穷无尽的。"有人说："确实是你做的，而说是先公的志向，大概是所谓做好事总是归于长辈的意思吧！"我说："不，不！这确实是先父的志向。"

万历己亥三月谷旦海虞清常道人赵开美序

14

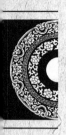

伤寒论序

　　夫《伤寒论》，盖祖述[1]大圣人[2]之意，诸家莫其伦拟。故晋皇甫谧序《甲乙针经》云："伊尹[3]以元圣之才，撰用《神农本草》以为《汤液》。汉张仲景论广《汤液》为十数卷，用之多验。近世[4]太医令王叔和，撰次仲景遗论甚精，皆可施用。"是仲景本伊尹之法，伊尹本神农之经，得不谓祖述大圣人之意乎！张仲景《汉书》无传，见《名医录》云：南阳人，名机，仲景乃其字也。举孝廉[5]，官至长沙太守。始受术于同郡张伯祖，时人言，识用精微过其师。所著论，其言精而奥，其法简而详，非浅闻寡见者所能及。自仲景于今八百余年，惟王叔和能学之。其间如葛洪、陶景、胡洽、徐之才、孙思邈辈，非不才也，但各自名家，而不能修明之。开宝[6]中，节度使[7]高继冲曾编录进上，其文理舛错，未尝考正。历代虽藏之书府，亦阙于雠校，是使治病之流，举天下无或知者。国家诏儒臣校正医书，臣奇续被其选。以为百病之急，无急于伤寒，今先校定张仲景《伤寒论》十卷，总二十二篇，证外合三百九十七法，除复重，定有一百一十二方。今请颁行。

太子右赞善大夫臣高保衡

尚书屯田员外郎臣孙奇

尚书司封郎中祕阁校理臣林亿等谨上

　　注[1]祖述：师法前人，加以陈述。

　　　[2]大圣人：指道德高尚而完备的人。

[3]伊尹：人名，商朝大臣。1973年马王堆三号汉墓出帛书有伊尹
　　零篇六十四行。

[4]近世：距身所过不远的时代。

[5]孝廉：为汉选举官吏的两种科目名。孝，指孝子；廉，指廉洁
　　之士。后来合称孝廉。

[6]开宝：宋朝，赵匡胤（太祖）年号。公元968—976年。

[7]节度使：官名。

【语译】《伤寒论》这部经典著作，当是遵照大圣人的意向
撰写而成的，众多医家所论都无法和它相比。因此，晋朝的皇
甫谧在它的《甲乙针经·序》中说：伊尹凭着他大圣人的才能，
参用了《神农本草经》的内容，编著成了《汤液》。汉张仲景发
挥扩充《汤液》为十数卷，用它治病，多有效验。近代太医令王
叔和，所编辑整理的张仲景遗留下来的著作，很是精粹得当，
都能在临证中运用。可见仲景的著述，是根据了伊尹的法则，
伊尹又是根据了神农的著作，这难道不可以说是遵循了大圣人
的思想吗！

张仲景在《汉书》中无传，《名医录》里记载他说：南阳人，
名机，仲景是他的字。他曾被推举为孝廉，官做到长沙太守。
起初他向同郡的名医张伯祖学习医术，当时的人们说，他的见
识精辟微妙，超过了他的老师。他撰写的著作，语言精炼而深
奥，治法简明而详尽，不是学识浅薄见闻孤寡的人所能比得上
的。自仲景的时代到现在八百多年，只有王叔和能效法他。这
期间，如葛洪、陶弘景、胡洽、徐之才、孙思邈等人，不是没有才
能，但他们各自成一家，而不能全面阐明仲景的学术思想。开
宝中，节度使高继冲曾编集该书进献朝廷，书中的文字和医理
的错讹，也未曾经过考正。历代虽都把它藏于书府，但缺于校
定，这就使得治病行医的人，全都不知道有这本书。当今朝廷
下令让儒臣校正医书，臣孙奇等相继被聘任选用，深感百病之
中最急的没有超过伤寒的，现在先校定张仲景《伤寒论》十卷，

16

总共二十二篇，除论述病证外，还包括三百九十七法，去掉重复，定有一百一十二方。现在请准予颁布刊行。

太子右赞善大夫臣高保衡
尚书屯田员外郎臣孙奇
尚书司封郎中祕阁校理臣林亿等谨上

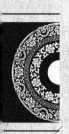

论曰：余每览越人入虢之诊，望齐侯之色[1]，未尝不慨然叹其才秀也。怪当今居世之士，曾不留神医药，精究方术，上以疗君亲之疾，下以救贫贱之厄，中以保身长全，以养其生，但竞逐荣势，企踵[2]权豪，孜孜汲汲，惟名利是务；崇饰其末，忽弃其本，华其外而悴其内。皮之不存，毛将安附焉[3]？卒然遭邪风之气，婴非常之疾，患及祸至，而方震栗，降志屈节，钦望巫祝，告穷归天，束手受败。赍百年之寿命，持至贵之重器，委付凡医，恣其所措。咄嗟呜呼！厥身已毙，神明消灭，变为异物，幽潜重泉，徒为啼泣。痛夫！举世昏迷，莫能觉悟，不惜其命，若是轻生，彼何荣势之云哉？而进不能爱人知人，退不能爱身知己，遇灾值祸，身居厄地，蒙蒙昧昧，蠢若游魂。哀乎！趋世之士，驰竞浮华，不固根本，忘躯徇物，危若冰谷[4]，至于是也！

余宗族素多，向余二百。建安[5]纪年以来，犹未十稔，其死亡者，三分有二，伤寒十居其七。感往昔之沦丧，伤横夭之莫救，乃勤求古训，博采众方，撰用《素问》、《九卷》、《八十一难》、《阴阳大论》、《胎胪药录》，并《平脉辨证》，为《伤寒杂病论》，合十六卷。虽未能尽愈诸病，庶可以见病知源。若能寻余所集，思过半[6]矣。

夫天布五行，以运万类；人禀五常，以有五脏。经络府俞，阴阳会通；玄冥幽微，变化难极。自非才高识妙，岂能探其理致哉！上古有神农、黄帝、岐伯、伯高、雷公、少俞、少师、仲文，中世有长桑、扁鹊,汉有公乘阳庆及仓公,下此以往,未之闻也。观今之医,不念思求经旨,以演其所知;各承家技,终始顺旧,省疾问病,务在口给;相对斯须,便处汤药。按寸不及尺,握手不及足;人迎趺阳,三部不参;动数发息,不满五十。短期未知决诊,九候[7]曾无仿佛;明堂阙庭[8],尽不见察,所谓窥管而已。夫欲视死别生,实为难矣!

孔子云:生而知之[9]者上,学则亚之。多闻博识[10],知之次也。余宿尚方术,请事斯语。

注[1]越人入虢之诊,望齐侯之色:扁鹊为虢国太子医病与望齐桓侯面色而知病之变化的事,见于《史记·扁鹊仓公列传》。

[2]企踵:跷起脚跟仰望。

[3]皮之不存,毛将安附焉:语出《左传·僖公十四年》:"皮之不存,毛将安傅。"

[4]冰谷:"履冰临谷"之省略。《诗·小雅·小宛》:"惴惴小心,如临于谷;战战兢兢,如履薄冰。"又《小旻》:"战战兢兢,如临深渊,如履薄冰。"

[5]建安:东汉献帝刘协的年号,公元196—219年。

[6]思过半:领悟了大部分。《易·系辞下》"知者观其象辞,则思过半矣。"

[7]九候:前人说法不一。或以为头部两额、两颊及耳前,中部寸口、神门及合谷,下部内踝后、大趾内侧及大趾与次趾之间等九处脉(《素问·三部九候论》)。或谓寸、关、尺三部脉象分浮、中、沉取之,合称九部。

[8]明堂阙庭:明堂指鼻,阙指眉间,庭指颜面。见《灵枢·五色》。

[9]生而知之:语出《论语·季氏》:"生而知之者,上也;学而知之者,次也。"

[10]多闻博识:语出《论语·述而》:"多闻,择其善者而从之;多见而识之,知之次也。"

【语译】

每当我阅览关于秦越人入虢治病和察看齐侯病色的记载,总不免慨叹其医技高超,才学出众。同时责怪当今处世之士,竟然不去留意医药，精心探究方术，以便对上治疗君长双亲的疾患，对下解救贫贱百姓的病难，对自己也能保身长安，将养性命，只是竞逐荣华权势，仰慕权贵豪门，急不可待地去追逐名利。他们崇尚、修饰其末节，忽视、弃置其根本，使得外表华美而内里枯悴。皮都不存在了，毛将附在哪里呢？突然遭受邪风之气的侵袭，缠染上不同寻常的疾病，祸患来临，他们方才震惊战栗，降低自己的志气和节操，敬望巫祝，及至巫术告穷即归委于天命，束手待毙。把本来可以活到百年的寿命，并且是十分贵重的身体，委托给庸医，一任他们随意处置，真令人悲叹啊！生命已亡，精神消灭，化为异物，深葬九泉之下，徒然对之哭泣，真是痛心啊！整个社会都糊涂昏迷，没有谁能觉悟，不珍惜他们的生命，如此轻生，还谈什么荣华宠势呢！他们进而不能爱护、了解他人，退而不能顾惜、了解自身，遭遇病灾，身处困境，蒙蒙昧昧，蠢似游魂。可悲啊！趋从时俗的士人，追逐竞争于虚浮的华贵，不去培固根本，不惜以生命去换取权势名利等身外之物，危险得如履薄冰，如临深谷，竟严重到这种地步！

　　我的宗族素来很多，先前曾有二百余人。自建安元年以来，还不到十年，家族中死亡的人，达三分之二，而死于伤寒病的占了十分之七。我感慨于往昔兴旺家族的衰落丧亡，为人们意外夭折不能获救而悲伤，于是勤奋搜求古人遗训，广泛收集各种方药，参照《素问》、《九卷》、《八十一难》、《阴阳大论》、《胎胪药录》和《平脉辨证》，撰写成《伤寒杂病论》，共十六卷。此书虽不能治愈各种疾病，或许可以据此而见病知源。如若能够潜心研究我收集的内容，则诊治之法也就基本领会了。

　　自然界分布着木火土金水，以化育万物；人体禀受五行之气，而具有五脏。经络、腑腧，阴阳交会贯通，玄妙深奥，千变万化，难以穷尽。假如不是才学卓越，见识高妙，怎能探究其中的道理呢！上古有神农、黄帝、岐伯、伯高、雷公、少俞、少师、仲文，中古有长桑君、扁鹊，汉代有公乘阳庆和仓公。自此以后，未曾听说再有这类人物了。看这些当今的医生，不去思索探求经文要旨，来提高推演他的知识水平；只是各自袭用家传技艺，始终遵循旧法，不去改进提高，询问病情，只求口头上应付病者，对着病人诊视片刻，便处方下药。诊脉只按寸口不及尺肤，只握手部脉而不及足部脉；人迎、跌阳、寸口三部之脉不去互参；测定脉搏至数，不满五十即止。病危将死而不知确诊，九候脉象竟毫无粗略印象；明堂、阙庭都不诊察。这就是所谓"以管窥天"罢了。像这样想要区别病证之可治与不治，实在太难了。

　　孔子说：天生即知晓事理的人是最高明的，学习而后知道的则次之。多闻博记，又是知的次一等了。我一向崇尚医道，愿奉行学而知之，博闻多识这些话。

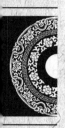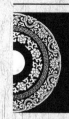

目录

卷第一 ……………………………………………… 1

　辨脉法第一 ……………………………………… 1

　平脉法第二 …………………………………… 17

卷第二 ……………………………………………… 34

　伤寒例第三 …………………………………… 34

　辨痉湿暍脉证第四 …………………………… 51

　辨太阳病脉证并治上第五 …………………… 55

卷第三 …………………………………………… 71

　辨太阳病脉证并治中第六 …………………… 71

卷第四 …………………………………………… 111

　辨太阳病脉证并治下第七 ………………… 111

卷第五 …………………………………………… 136

　辨阳明病脉证并治第八 …………………… 136

　辨少阳病脉证并治第九 …………………… 163

卷第六 …………………………………………… 166

　辨太阴病脉证并治第十 …………………… 166

　辨少阴病脉证并治第十一 ………………… 169

　辨厥阴病脉证并治第十二 ………………… 182

卷第七………………………………………… 198

　辨霍乱病脉证并治第十三……………………… 198

　辨阴阳易差后劳复病脉证并治第十四………… 202

　辨不可发汗病脉证并治第十五………………… 205

　辨可发汗病脉证并治第十六…………………… 211

卷第八………………………………………… 225

　辨发汗后病脉证并治第十七…………………… 225

　辨不可吐第十八………………………………… 236

　辨可吐第十九…………………………………… 237

卷第九………………………………………… 239

　辨不可下病脉证并治第二十…………………… 239

　辨可下病脉证并治第二十一…………………… 251

卷第十………………………………………… 265

　辨发汗吐下后病脉证并治第二十二…………… 265

伤寒论后序…………………………………… 287

附记…………………………………………… 289

方名索引……………………………………… 290

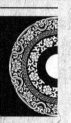
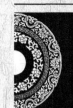

卷第一

伤寒论

汉　张仲景述　晋　王叔和撰次

　　　　　　　　　宋　林　亿校正
　　　　　　　　　明　赵开美校刻
　　　　　　　　　　　沈　琳同校

辨脉法第一　平脉法第二

辨脉法第一

　　【提要】　本篇首先阐述了脉分阴阳：大浮数动滑为阳；沉涩弱弦微为阴。先突出辨脉之纲。继而列举了阴结脉、阳结脉、促脉、结脉、动脉等诸多病脉之象及其所主之病，可谓以纲代目，纲举目张。并以寸口脉和跌阳脉相互参考比较，充分体现了脉以胃气为本及"握手必及足"的诊脉方法。改革了《难经》局限于只取寸口之法。如脉有胃气，则知脏气不衰，阴阳可调而主生；如脉无胃气，则知脏气已败，预后不良而主死。

　　问曰：脉有阴阳，何谓也？答曰：凡脉大、浮、数、动、滑，此名阳也。脉沉、涩、弱、弦、微，此名阴也。凡阴病见阳脉者生，阳病见阴脉者死。

　　【语译】　问：脉有阴脉和阳脉，是什么意思？答：脉见到大、浮、数、动、滑的，叫做阳脉。脉见到沉、涩、弱、弦、微的，叫做阴脉。凡是阴性病出现阳脉的主生，阳性病出现阴脉的主死。

问曰：脉有阳结阴结者，何以别之？答曰：其脉浮而数，能食，不大便者，此为实，名曰阳结也，期十七日当剧。其脉沉而迟、不能食，身体重，大便反鞭[1][《玉函》作"坚"，是。]，音硬下同。名曰阴结也，期十四日当剧。

注[1]鞭（yìng 硬）：坚硬。下同。

【语译】 问：脉有阳结和阴结，根据什么区别它？答：脉浮而数，能食，大便秘结坚硬的，这是阳热实证，叫做阳结，到第十七日应当加剧。脉沉而迟，不能进食，身体沉重，大便反而秘结坚硬的，叫做阴结，到第十四日应当加剧。

问曰：病有洒淅[1]恶寒[2]，而复发热者何？答曰：阴脉不足，阳往从[3]之，阳脉不足，阴往乘[4]之。曰：何谓阳不足？答曰：假令寸口脉微，名曰阳不足，阴气上入阳中，则洒淅恶寒也。曰：何谓阴不足？答曰：尺脉弱，名曰阴不足，阳气下陷入阴中，则发热也。阳脉浮，一作微。阴脉弱者，则血虚，血虚则筋急也。其脉沉者，荣气微也。其脉浮，而汗出如流珠者，卫气衰也。荣气微者，加烧针[5]，则血留不行，更[6]发热而躁烦[7]也。

注[1]洒淅（xiǎn xī 显吸）：如冷水浇到身上。

[2]恶（wù 物）寒：畏寒，怕冷。

[3]从：随的意思。阳在上，阴在下，阴不足，阳气下陷入阴中，以上就下，故叫从。

[4]乘：凌的意思。阳在上，阴在下，阴不足，阴气上入阳中，以下凌上，故叫乘。

[5]烧针：即火针、温针。

[6]更：再、又。

[7]躁烦：躁扰心烦。

【语译】 问：患病有如凉水浇身一样的怕冷，反而又发热的,是什么缘故?答:阴脉不足,阳气就会从其虚,阳脉不足,阴气就会去乘袭。问:什么是阳不足?答:如果寸口脉微,叫做阳不足,阴气上侵于阳,就会怕冷。问:什么是阴不足呢?答:尺脉弱,叫做阴不足,阳气下陷于阴中,就会发热。阳脉寸部浮,阴脉尺部沉的,就是血虚,血虚就出现筋脉挛急。脉象沉的,表示营气微弱。脉浮,汗出像水珠流淌一样,表示卫气衰竭。营气微弱的人,用烧针治疗,就会出现营血留滞而不能循行,以致更加发热而烦躁不安。

脉蔼蔼[1]如车盖[2]者,名曰阳结也。一云秋脉。

注[1]蔼蔼(ǎi 矮):盛大的样子。此指脉浮盛大而有涌上之象。

[2]车盖:古代车上遮雨蔽日之篷,形状如伞,有柄。

【语译】 脉浮盛大如车盖一样摇荡的,名叫阳结脉。

脉累累[1]如循长竿者,名曰阴结也。一云夏脉。

注[1]累累:连续不绝的样子。

【语译】 脉沉迟连绵不断好像摸着长竿一样,名叫阴结脉。

脉瞥瞥[1]如羹上肥[2]者,阳气微也。

注[1]瞥瞥(piē 撇):虚浮的样子。

[2]羹上肥:肉汁上漂浮的脂沫。

【语译】 脉象虚浮如同肉汤上漂起的油脂一样,这是阳气衰微的表现。

脉萦萦[1]如蜘蛛丝者,阳[当作"阴"。]气衰也。一云阴气。

注[1]萦萦(yíng 营):纤细的样子。

【语译】 脉象纤细如同蜘蛛丝一样的,是阴气衰竭的表现。

脉绵绵[1]如泻漆之绝[2]者,亡其血也。

注[1]绵绵:连绵柔软的样子。

[2]泻漆之绝：指脉来如泻漆时，漆汁流落前大而后细，连绵柔软，断而未断的样子。

【语译】 脉绵软无力如泻漆断而未断的样子，这是失血的表现。

脉来缓，时一止复来者，名曰结。脉来数，时一止复来者，名曰促。—作纵。脉阳盛则促，阴盛则结，此皆病脉。

【语译】 脉搏缓慢，有时停一下再来的，叫做结脉。脉搏快数，有时停一下再来的，叫做促脉，脉促表示阳盛，脉结表示阴盛，这都是病脉。

阴阳相抟[1]，名曰动。阳动则汗出，阴动则发热。形冷恶寒者，此三焦伤也。若数脉见于关上，上下无头尾，如豆大，厥厥[2]动摇者，名曰动[3]也。

注[1]抟："抟"在原《伤寒论语译》中为"搏"，本次重刊据校注本而改，相关"考辨"参见校注本的"校注后记"。后文凡"搏"均改为"抟"，不再另注。抟：结合，聚集。

[2]厥厥：摇动有根而不移。

[3]动：即动脉，动脉与数脉相似，但数脉三部皆见，而动脉只见于一部。

【语译】 阴气与阳气互相结合在一处，就产生动脉。寸脉动则出汗，尺脉动则发热。身冷恶寒的，这是三焦阳气受损不能达表。假如数脉只见于关部，而上下无头无尾，如同豆大，摇动好似有根的，这就是动脉的特征。

阳脉浮大而濡，阴脉浮大而濡，阴脉与阳脉同等者，名曰缓[1]也。

注[1]缓：张隐庵注："缓者，和缓舒徐，不数不动，不结不促，非不及四至之谓也。"

【语译】 寸部脉浮大而柔和，尺部脉也浮大而柔和，尺脉与寸脉大小相同的，叫做缓脉。

脉浮而紧者，名曰弦也。弦者，状如弓弦，按之不移也。脉紧者，如转索无常[1]也。

注[1]转索无常：指脉来如正在绞动的绳索旋转不定，紧急而有力。

【语译】 脉浮而紧的，叫做弦脉。弦脉的样子，形状像弓弦，按下去不移动。紧脉的形状，如同转动的绳索而不能固定。

脉弦而大，弦则为减，大则为芤[1]，减则为寒，芤则为虚，寒虚相抟，此名为革[2]，妇人则半产漏下，男子则亡血失精。

注[1]芤：脉浮取有力，中取无力，状如葱管，叫做芤脉。

[2]革：浮而大，举之劲急有力，按之不足，状如皮革，外急中空，叫做革脉。

【语译】 脉弦而大，弦而无力是阳气衰减，大而中空是芤脉，阳气衰减就会产生寒，芤脉主阴血虚，弦脉和芤脉并见，就是革脉，妇人出现这种脉就会患流产和漏血，男子出现这种脉就会亡血和失精。

问曰：病有战[1]而汗出，因得解者，何也？答曰：脉浮而紧，按之反芤，此为本虚，故当战而汗出也。其人本虚，是以发战，以脉浮，故当汗出而解也。若脉浮而数，按之不芤，此人本不虚，若欲自解，但汗出耳，不发战也。

注[1]战：发抖。

【语译】 问：疾病有先发生寒战而后出汗，因此使疾病得到痊愈的，是什么道理？答：脉见浮而紧，重按却出现中空的芤脉，这是正气本虚，所以才出现寒战而后出汗。病人正气本来就虚，因此出现了寒战，又因为脉浮是邪势趋于表，所以才能汗出而病愈。如果脉浮而数，重按有力而不是芤脉，这是病人正气不虚，如果自然痊愈的话，只是汗出表邪就会解除，将不出现寒战的现象。

问曰：病有不战而汗出解者，何也？答曰：脉大而浮数，故知不战汗出而解也。

【语译】 问：疾病有不发生寒战抖动而汗出以后痊愈的，这是什么道理？答：脉大有力而且浮数是抗邪有力，所以知道不发寒战抖动，只是汗出病就会痊愈。

问曰：病有不战不汗出而解者，何也？答曰：其脉自微，此以曾发汗、若[1]吐、若下，若亡血，以内无津液，此阴阳自和，必自愈，故不战不汗出而解也。

注[1]若：或。

【语译】 问：疾病有不发生寒战抖动也不汗出而能自然痊愈的，这是什么道理？答：病人正虚邪衰而脉微，这是因为曾经发过汗，或因催吐、或用攻下，或亡失阴血，以致邪退体内津液亏乏，这只要阴阳自和而正气能恢复的，必然会自愈，所以就不会出现寒战也不会汗出而疾病可自愈。

问曰：伤寒三日，脉浮数而微，病人身凉和者，何也？答曰：此为欲解也，解以夜半[1]。脉浮而解者，濈然[2]汗出也；脉数而解者，必能食也；脉微而解者，必大汗出也。

注[1]解以夜半：病解的时间在半夜。半夜属子时，子时是阳气升发的时候。

[2]濈（jí 吉）然：汗出和缓的样子。

【语译】 问：患伤寒病已经三天，脉象浮数而微，病人身体却凉爽而舒适的，这说明什么？答：这是疾病将要痊愈的表现，病解的时间是在半夜。脉浮而病解的，就会微微自汗出；脉数而病解的，必然食欲增进；脉微而病解的，必然大汗出。

问曰：脉病[1]欲知愈未愈者，何以别之？答曰：寸口、关上、尺中[2]三处，大小浮沉迟数同等，虽有寒热不解者，此脉阴阳为和平，虽剧当愈。

注[1]脉病：诊察疾病。

[2]寸口、关上、尺中：指诊脉的三个部位。

【语译】 问：诊察疾病而要想知道已愈还是未愈，根据什么来判断呢？答：寸口、关上、尺中三处脉的大小、浮沉、迟数相等，即使有寒热不能解除的症状，因为脉象已阴阳和平，所以病虽重也能痊愈。

师曰：立夏[1]得洪一作浮。大脉，是其本位[2]，其人病身体若疼重者，须发其汗。若明日身不疼不重者，不须发汗。若汗濈濈[3]自出者，明日便解矣。何以言之？立夏脉洪大，是其时脉，故使然也。四时仿此。

注[1]立夏：节气名，约当农历四月初旬。

[2]本位：弦洪毛石之脉分别在春夏秋冬出现，即是本位脉象。因其为四时所见的应时之脉，故又称"时脉"。

[3]濈濈：汗出和缓畅快的样子。

【语译】 医师说：立夏见洪大脉，这是夏季本来的脉象，病人患身体疼痛沉重的，须要发汗。如果次日身体不疼痛不沉重的，就不必发汗。如能得到连绵不断自汗出的，次日就会病愈。为什么这样说呢？因为立夏见洪大脉，这是时令旺盛的脉象，所以才使病痊愈。四时之脉依此类推。

问曰：凡病欲知何时得，何时愈。答曰：假令夜半得病者，明日日中愈，日中得病者，夜半愈。何以言之？日中得病夜半愈者，以阳得阴则解也；夜半得病，明日日中愈者，以阴得阳则解也。

【语译】 问：凡病想要知道什么时候得的，什么时候才能痊愈呢？答：假如半夜得病，次日中午病可愈，中午得病的，半夜病就会愈。为什么这样说？中午得病半夜愈的，是因为阳性病得到阴气调和就会使病痊愈；半夜患病，次日中午病愈的，是因为阴性病得到阳气调和就会使病痊愈。

寸口[1]脉浮为在表，沉为在里，数为在府，迟为在藏。假令脉迟，此为在藏也。

注[1]寸口：此处泛指寸、关、尺三部脉而言，非独指寸脉。

【语译】 寸口脉浮是病在表，脉沉是病在里，脉数是病在腑，脉迟是病在脏。假如见到迟脉，就是病在脏的反映。

跌阳脉[1]浮而涩，少阴脉[2]如经[3]者，其病在脾，法当[4]下利。何以知之？若脉浮大者，气实血虚也。今跌阳脉浮而涩，故知脾气不足，胃气虚也。以少阴脉弦而浮一作沉。才[5]见，此为调脉，故称如经也。若反滑而数者，故知当屎脓也。《玉函》作溺。

注[1]跌阳脉：足背上的脉动处，属足阳明胃经所过，以候脾胃之气。

[2]少阴脉：足内踝后跟骨之间的动脉，属足少阴经所过，以候肾气，亦称太溪脉。

[3]如经：如常。

[4]法当：按理应当。

[5]才：仅仅。

【语译】 跌阳脉浮而涩，而少阴太溪脉是正常的，其病在脾，按理应当见到下利。根据什么知道的呢？如果脉浮大的，是气实血虚。现在是跌阳脉浮而涩，所以知道脾气不足，胃气是虚的。因为少阴脉弦而又只兼见浮脉的，这是调和的脉象，所以说它是正常的。如果太溪脉反见滑而数，因此，知道下焦有热就会有便脓。

寸口脉浮而紧，浮则为风，紧则为寒。风则伤卫，寒则伤荣，荣卫俱病，骨节烦疼[1]，当发其汗也。

注[1]烦疼：甚疼，剧疼。

【语译】 寸口脉浮而紧，脉浮是有风邪，脉紧是有寒邪。风邪伤卫气，寒邪伤荣血，荣气与卫气皆病，骨节就会剧痛，应当发汗。

趺阳脉迟而缓，胃气如经也。趺阳脉浮而数，浮则伤胃，数则动脾[1]，此非本病，医特下之所为也。荣卫内陷，其数先微，脉反但浮，其人必大便硬，气噫而除[2]。何以言之？本以数脉动脾，其数先微，故知脾气不治[3]，大便硬，气噫而除。今脉反浮，其数改微，邪气独留，心中则饥，邪热不杀谷[4]，潮热发渴，数脉当迟缓，脉因前后度数如法，病者则饥，数脉不时[5]，则生恶疮也。

注[1]动脾：伤脾。

[2]气噫（ài 爱）而除：气机因噫气而通畅。

[3]治：旺盛。

[4]杀谷：消化饮食。杀，消化的意思。

[5]数脉不时：数脉始终不退。

【语译】 趺阳脉迟而缓，为胃气正常。趺阳脉浮而数，浮是胃气受伤，数是脾气受扰动，这不是脾脏本来的病象，而是由医生误用攻下之法造成的。荣卫内陷，趺阳脉由数先变微，脉反而只见浮象，病人必然有大便干燥，嗳气始觉舒畅。根据什么这样说呢？本来数脉主伤脾气，现在先出现数脉后变微脉，所以知道脾气变弱，因而出现大便干燥，嗳气才感到舒畅。现在脉反而见浮象，数脉变成微脉，邪热独留不去，所以心中感到饥饿，但邪热不能消化食物，它只表现出发潮热和口渴，数脉应当变成迟缓脉，因为脉在病前病后的次数是正常的，病人也就知道饥饿而能食了，如果数脉经久不退，就要发生恶疮。

师曰：病人脉微而涩者，此为医所病也。大发其汗，又数大下之，其人亡血，病当恶寒，后乃发热，无休止时，夏月盛热，欲著复衣；冬月盛寒，欲裸其身。所以然者，阳微则恶寒，阴弱则发热，此医发其汗，使阳气微，又大下之，令阴气弱。五月之时，阳气在表，胃中虚冷，以阳气内微，不能胜冷，故欲著复衣。十一月之时，阳气在里，胃中烦热，以阴气内弱，不能胜热，故欲裸其身。又阴脉迟涩，故知亡血也。

【语译】 医师说：病人脉微而涩的，这是被医生误治造成的。由于误用大发汗，又屡次的泻下，使病人津血亏耗，病人应当出现怕冷，而后发热，并且没有休止的时候，夏天炎热，却想多穿厚衣；冬季严寒，却想裸露身体。所以这样是因为阳气衰微就怕冷，阴气弱就发热，这是由于医生误用发汗法，使阳气衰微，又用大攻下法，使阴气衰弱。五月时节，阳气在表，胃中阳气虚冷，因为里阳不足，抵不住寒冷，所以想穿厚衣。十一月的时候，阳气在里，胃中烦热，因为在内的阴气虚弱，抵不住里热，所以想要裸露身体。又因尺部脉迟涩，所以知道是津血不足。

脉浮而大，心下[1]反鞕，有热，属藏[2]者，攻之，不令发汗；属府[3]者，不令溲[4]数，溲数则大便鞕。汗多则热愈，汗少则便难，脉迟尚未可攻。

注[1]心下：指胃脘部或上腹部。
　　[2]属藏：泛指病邪偏于里。
　　[3]属府：泛指病邪偏于表。
　　[4]溲：小便。

【语译】 脉浮而大，心下部位反而硬满，是有热邪，而深入于里的，治疗当用攻下，不可发汗；热邪盛于表的，治疗时不可利小便，利小便则大便干燥。发汗透彻就会退热，汗出不彻则大便困难，便难而脉迟就不可攻下。

脉浮而洪，身汗如油，喘而不休，水浆不下，形体不仁，乍静乍乱，此为命绝也。又未知何藏先受其灾，若汗出发润，喘不休者，此为肺先绝也。阳反独留[1]，形体如烟熏，直视[2]摇头者，此为心绝也。唇吻反青，四肢漐习[3]者，此为肝绝也。环口黧黑[4]，柔汗[5]发黄者，此为脾绝也。溲便[6]遗失，狂言目反[7]直视者，此为肾绝也。又未知何藏阴阳前绝，若阳气前绝，阴气后竭者，其人死，身色必青；阴气前绝，阳气后竭者，其人死，身色必赤，腋下温，心下热也。

注[1]阳反独留：阳热之邪独留而不去。

[2]直视：眼睛呆滞转动不灵。

[3]漐习：振颤摇动不休的样子。

[4]环口黧（lí 离）黑：指口的周围带黄黑色。黧，黑中带黄之色。

[5]柔汗：冷汗。

[6]溲便：小便、大便。

[7]目反：即戴眼，两目上吊。

【语译】 脉浮而洪大，身上出汗如油，喘而不能休止，汤水不能下咽，身体不知痛痒，精神忽然安静而忽然又烦乱，这是生命将要断绝的表现。更不知哪一脏气先受到损害，如果汗出头发湿润，喘息不停的，这是肺气先绝。如果阳热独盛，身体有如烟熏之色，两目直视而摇头的，这是心气先绝。如果口唇青紫，四肢颤动振摇不休的，这是肝气先绝。如果口唇周围黑黄，出冷汗而发黄色的，这是脾气先绝。如果大小便自遗，狂言乱语和两目上吊呆滞凝视的，这是肾气先绝。又不知哪一脏的阴气先绝和阳气先绝，如果是阳气先绝，阴气后竭的，病人死后，身体必然呈青色；如果阴气先绝，阳气后竭的，病人死后，身体必然呈赤色，腋下是温的，心窝是热的。

寸口脉浮大，而医反下之，此为大逆[1]。浮则无血[2]，大则为寒，寒气相抟，则为肠鸣。医乃[3]不知，而反饮冷水，令汗大出，水得寒气，冷必相搏，其人即饐[4]。音噎。下同。

注[1]大逆：大错，即误治。

[2]无血：血分无病。

[3]乃：却、反的意思。本条"医乃不知，而反饮冷水"，是"乃"与"反"并用。

[4]饐（yē噎）：同噎。是气逆而噎塞。

【语译】 寸口脉浮大无力，医生反用泻下法治疗，这是很大的误治。因为浮是气病而血不病，大是中寒而阳气浮于外，内里寒气聚集，就产生肠鸣。医生却不知是里寒，反而叫病人饮冷水，以使病人大汗出，这时冷水遇到里寒之气，寒与冷相互搏激，病人就会出现气逆噎塞的证候。

跌阳脉浮，浮则为虚，浮虚相抟，故令气饐，言胃气虚竭也。脉滑则为哕[1]，此为医咎[2]，责虚取实[3]，守空[4]迫血。脉浮，鼻中燥者，必衄[5]也。

注[1]哕（yuě）：呃逆。俗称打呃忒。

[2]咎：过失。

[3]责虚取实：用治实之法去治虚证。

[4]守空：营血属阴而称内守，守空即营血空虚。

[5]衄：出血。

【语译】 跌阳脉浮，浮是胃阳虚于外，阳浮里虚相合，就会气噎不通，这就是胃气虚竭。如果脉滑就会呃逆更甚，这些都是医生的过错，是用治实之法去治虚证，荣血空虚而又去发汗以致迫血妄行。误治后脉浮，鼻中干燥的，必然出现鼻子出血。

诸脉浮数，当发热而洒淅恶寒。若有痛处，饮食如常者，畜积有脓也。

【语译】 脉象浮数，应当发热和身上如洒冷水一样的恶寒。如果身体有疼痛之处，饮食和平常一样的，这是畜积有脓的表现。

脉浮而迟，面热赤而战惕[1]者，六七日当汗出而解，反发热者，差迟[2]。迟为无阳[3]不能作汗，其身必痒也。

注[1]战惕：振战发抖。周澂之说："战惕，阳气跃跃欲出而力不能也。"

[2]差（chāi 拆）迟：差同瘥。瘥即病愈。此指病愈时间延迟。

[3]无阳：无即少，此指正气虚弱。

【语译】 脉浮而迟，颜面潮红而有身体颤抖和心里发冷的，到六七日应当汗出而愈，如果不汗出反而发热的，愈期就会推迟。因为迟脉是里阳虚弱而不能作汗，邪郁肌表不能外透而身体必然瘙痒。

寸口脉阴阳俱紧者，法当清邪[1]中于上焦，浊邪[2]中于下焦。清邪中上，名曰洁也；浊邪中下，名曰浑也。阴中于邪，必内栗[3]也。表气微虚，里气不守，故使邪中于阴也。阳中于邪，必发热头痛，项强颈挛，腰痛胫酸，所为阳中雾露之气。故曰清邪中上，浊邪中下。阴气为栗，足膝逆冷[4]，便溺妄出。表气微虚，里气微急，三焦相溷[5]，内外不通。上焦怫音佛下同。郁，藏气相熏，口烂食龂[6]也。中焦不治，胃气上冲，脾气不转，胃中

13

为浊，荣卫不通，血凝不流。若卫气前通者，小便赤黄，
与热相抟，因热作使，游于经络，出入藏府，热气所过，
则为痈脓。若阴气前通者，阳气厥[7]微，阴无所使，客
气内入，嚏而出之，声嗢[8]乙骨切。咽塞。寒厥相追，为
热所拥，血凝自下，状如豚肝。阴阳俱厥[9]，脾气孤弱，
五液[10]注下。下焦不盍，一作阖。清便[11]下重，令便数
难，齐筑湫痛[12]，命将难全。

    注[1]清邪：雾露之邪。

    [2]浊邪：水湿之邪。

    [3]内栗：内心感到寒冷发抖。

    [4]逆冷：发凉。

    [5]溷（hùn 混）：混浊不分的意思。

    [6]食䘌（shí yín 蚀龈）：即齿龈糜烂。食，通蚀。䘌，通龈。

    [7]厥：此指乃、就。

    [8]声嗢（wà 袜）：出声不利。

    [9]厥：此指尽、竭。

    [10]五液：指五脏之液，心为汗，肺为涕，肝为泪，脾为涎，肾
       为唾。

    [11]清便：解大便。

    [12]齐筑湫（qiū 秋）痛：寒气壅聚而致脐腹疼痛如捣。"齐"同
       "脐"。"筑"，杵捣的意思。"湫"，壅聚的意思。

  【语译】 寸口阴脉阳脉皆紧的，依法应当是雾露清邪侵害
上焦，水湿浊邪侵害下焦。清邪侵害上焦，名叫"洁"；浊邪侵害
下焦，名叫"浑"。阴经受外邪，必然心中感觉怕冷发抖。因为
表气虚弱，里气不能固守，以致使外邪乘虚侵害三阴经。阳经
感受外邪，必然发热头痛，项颈部拘紧牵强，腰痛胫酸，即所谓
阳经感受了雾露之气。所以才叫"清邪中上，浊邪中下"。阴气
内盛就会心中怕冷，足膝厥冷，大小便失禁。邪因表气微虚而
侵入，使里气急迫，以致三焦之气混乱，内外壅塞不通。上焦之

气郁结，脏气相熏，就会齿龈溃烂。中焦失调，胃气上逆，脾气不运，胃生浊气，则荣卫失于通畅，气血就会凝涩不流。如果卫气能先得到畅达的，小便必然赤黄，卫气与邪热聚集于经络，因有热邪驱使，游于经络之内，行于脏腑之间，经过邪热的熏蒸，就要发生痈脓。如果荣阴先得到畅通的，卫气在外的功能就会减弱，内部失去护卫，邪气就容易侵入，里气抗拒外邪而产生喷嚏，声音混浊难出而咽部堵塞。由于外受寒邪和内邪逆气相互搏结，因而积热壅滞，凝血瘀结为热所逼迫，而大便下血形如猪肝。假使阴阳之气都竭尽，脾气衰败，使五脏津液尽流于下，下焦失去合闭功能，津液耗损而使大便下坠，大便次数频繁而又困难，并且脐腹部拘急绞痛，这时生命将难以保全了。

脉阴阳俱紧[1]者，口中气出，唇口干燥，蜷卧足冷，鼻中涕出，舌上胎滑，勿妄治也。到七日以来，其人微发热，手足温者，此为欲解；或到八日以上，反大发热者，此为难治。设使恶寒者，必欲呕也；腹内痛者，必欲利也。

注[1]脉阴阳俱紧：历代医家对此阴阳在不同条文处有不同解释：一是指脉的部位，尺为阴，寸为阳，即寸关尺三部皆紧；二是指按脉的浮沉，沉取为阴，浮取为阳，此即指浮取沉取皆紧。紧指脉来的形状如同绳索，紧张而有力。本条脉阴阳俱紧当作浮沉解。

【语译】 脉阴阳皆紧的，并用口进行呼吸，以致口唇干燥，身体蜷卧而足部厥冷，鼻塞流涕，舌苔白腻水滑，如此寒热难明就不要乱治。等到七日以后，病人出现轻度发热，手足温暖的，这是病将愈的表现；或到了八日以上，反而出现邪盛大发热的，这是难治的病证。如果出现怕冷的，必然气逆想要呕吐；腹内有寒而疼痛的，必然要腹泻。

脉阴阳俱紧，至于吐利，其脉独不解；紧去入[《金匮玉函经》作"人"，可从。]安，此为欲解。若脉迟，至六七日不欲食，此为晚发[1]，水停故也，为未解；食自可者，为欲解。病六七日，手足三部脉[2]皆至，大烦而口噤不能言，其人躁扰者，必欲解也。若脉和，其人大烦，目重脸[《伤寒论条辨》作"睑"，是。]内际黄[3]者，此欲解也。

注[1]晚发：后发。

[2]手足三部脉：指寸口、趺阳、太溪三部脉。

[3]目重脸内际黄：两眼胞微肿，但两眼睑内眦部位呈亮黄色。

【语译】 脉阴阳皆紧，发展到上吐下泻，唯独脉紧不解；如果紧脉已除而里气就会安和，这是病将要痊愈的表现。如果脉迟，到了六七天，不想进食，这是后来发生的病证，是由于水气停滞的缘故，属于未愈；如果饮食正常，也是病将要痊愈的表现。病经六七日，手足三部脉都有，心中大烦而口噤不能言语，病人躁扰不安的，这是病要解除的表现。如果脉象调和正常，病人心中大烦，两眼胞微肿，但两眼睑内眦部呈现出亮黄色的，这是疾病将要痊愈的现象。

脉浮而数，浮为风，数为虚，风为热，虚为寒，风虚相抟，则洒淅恶寒也。

【语译】 脉象浮而数，浮是表受风，数是阳虚，风是热邪所生，虚是寒邪外束，阳虚受风邪，就出现如冷水洒到身上一样怕冷。

脉浮而滑，浮为阳，滑为实，阳实相抟，其脉数疾，卫气失度[1]。浮滑之脉数疾，发热汗出者，此为不治。

注[1]卫气失度：卫气循行失常。

【语译】 脉象浮而滑，浮为病在阳，滑为邪气实，阳分外热与内里实邪相合，脉象就要更加数急，卫气循行因而失去常度。浮滑脉兼见数疾脉，出现发热汗出的，这是不治之证。

伤寒咳逆上气，其脉散者死，谓其形损故也。

【语译】 患伤寒而出现咳逆上气，脉象散漫而无根的是死证，这是因为病人形体已经损坏的缘故。

平脉法第二

【提要】 本篇重点论述了平人之脉，四时平脉，阴阳相等之平脉等。"平脉"也有标准脉之义，故篇中也阐述了多种病脉，如四时太过与不及之脉，脏腑阴阳乘侮之脉，百病错杂之脉等。

《辨脉篇》以阴阳为辨脉之纲，本篇则以五行生克理论来分析疾病纵横顺逆及生死预后之诊法，两篇合观，脉法可谓齐备。

问曰：脉有三部，阴阳相乘，荣卫血气，在人体躬。呼吸出入，上下于中，因息游布，津液流通。随时动作，效象形容，春弦秋浮，冬沉夏洪。察色观脉，大小不同，一时之间，变无经常[1]，尺寸参差，或短或长，上下乖错，或存或亡。病辄改易，进退低昂，心迷意惑，动失纪纲。愿为具陈，令得分明。师曰：子之所问，道之根源。脉有三部，尺寸及关，荣卫流行，不失衡铨[2]。肾沉心洪，肺浮肝弦，此自经常，不失铢分。出入升降，漏刻[3]周旋，水下百刻，一周循环。当复寸口，虚实见焉，变化相乘，阴阳相干。风则浮虚，寒则牢坚，沉潜水滀，支饮急弦。动则为痛，数则热烦，设有不应，知变所缘。三部不同，病各异端，大过可怪，不及亦然。邪不空见，终必有奸，审察表里，三焦别焉。知其所舍，消息^[4]诊看，料度腑脏，独见若神。为子条纪，传与贤人。

注[1]经常：规律的意思。

[2]衡铨：衡量轻重的器具。这里指正常的法度。

[3]漏刻：古代计算时间的仪器，一昼夜为一百刻，合今二十四小时。

[4]消息：即进退斟酌。"消"，消减；"息"，增长。

【语译】 问：脉有三个部位，阴阳互相影响，荣卫血气，在人体内部，借肺的呼吸，循环于周身上下，借气息的流布，使津液畅通。脉象随四时而变动，效法它的形象，春脉弦而秋脉浮，冬脉沉而夏脉洪。需结合面色来观察脉象，脉有大小的不同，在很短的时间内，它的变化是不定的。尺脉和寸脉也不等，或短或长，浮沉错乱，或有或无。人患病则脉象也随之改变，或快或慢，或沉或浮，使人心意迷惑，治疗时就会不得要领。希望详加叙述，以使人明白。老师回答说：你所问的都是医学中的根本问题。脉有三部，尺脉寸脉和关脉，荣卫气血的运行，不能失去正常的度数。肾脉沉而心脉洪，肺脉浮而肝脉弦，这是各脏自身的正常脉象，是不能有丝毫差错的。呼吸的出入和阴阳的升降，与漏刻之数相应，漏水降到一百刻时，脉气就循环一周，并应当又会于寸口，人体的虚实就会显现出来，如果有疾病的变化，阴气和阳气就会发生变动。如受风邪就会见脉浮虚，感受寒邪时脉就见牢坚，脉象沉潜的是溜水，患有支饮脉就弦急，动脉表示疼痛，数脉表示烦热，假使脉证不符，应查明变化的原因。寸关尺三部的脉象不同，病变也就不一样。脉象太过是有病，不及也是有病。邪气伤人不是空无所见的，追究根源那必然有邪气的表现，审查病在表在里，分辨三焦所害。知道病之所在，再细心推断，可预测脏腑的病情，就会有独到而高超的见解。下面一条一条地记录下来，传给那些立志于医学事业的人。

师曰：呼吸者，脉之头[1]也。初持脉，来疾去迟[2]，此出疾入迟，名曰内虚外实也。初持脉，来迟去疾[3]，此出迟入疾，名曰内实外虚也。

　　注[1]头：源头。脉随气之出入而行，故有"呼吸者，脉之头也"的说法。

　　[2]来疾去迟：呼气为来为出，疾为有余而实。

　　[3]来迟去疾：吸气为去为入，迟为不足而虚。

【语译】　老师说：呼吸是脉动之先。初按脉时，脉来的快而去的慢，这是呼气时快而吸气时慢，这叫做内虚外实。初按脉时，脉来的慢而去的快，这是呼气时慢而吸气时脉快，这叫做内实外虚。

　　问曰：上工望而知之，中工问而知之，下工脉而知之，愿闻其说。师曰：病家人请云，病人苦发热，身体疼，病人自卧，师到诊其脉，沉而迟者，知其差也。何以知之？若表有病者，脉当浮大，今脉反沉迟，故知愈也。假令病人云腹内卒痛[1]，病人自坐，师到脉之，浮而大者，知其差也。何以知之？若里有病者，脉当沉而细，今脉浮大，故知愈也。

　　注[1]卒痛：突然疼痛。

【语译】　问：高明的医者通过望诊就知道病情，中等的医生须询问才知道病情，一般的医生须按脉才知道病情，希望知道其中的道理。老师回答说：病家来人请医生时说，病人苦于发热，身体疼痛，但能安卧自如。医生来诊他的脉，脉象是沉而迟的，知道他的病已经好了。根据什么知道的呢？如果是表有病，脉象应当浮大，现在脉象反而沉迟，所以知道此病已痊愈。假使病人说其腹部突然疼痛，坐着时又很安静，医生来诊他的脉，脉象是浮而大的，知道他的病已痊愈。根据什么知道呢？

如果腹内有病，脉应当沉细，现在脉浮大，所以知道病会痊愈。

师曰：病家人来请云，病人发热烦极。明日师到，病人向壁卧[1]，此热已去也。设令脉不和，处言[2]已愈。设令向壁卧，闻师到，不惊起而盻视[3]，若三言三止，脉之咽唾者，此诈病[4]也。设令脉自和，处言此病大重，当须服吐下药，针灸数十百处乃愈。

注[1]向壁卧：面墙而卧。

[2]处言：断言。

[3]盻（xì细）视：怒目而视。

[4]诈病：假病以欺骗人。

【语译】　老师说：病家来人请医生时说，病人发热烦躁很厉害。次日医师来到，病人向壁静卧，这是热邪已退。假使脉象仍未平和，也可以断言病已痊愈。假使病人面向着墙壁静卧，听说医生来到，并不惊慌也不起来，只是怒目而视，或者多次想说什么而又吞吐支吾地不说，诊脉时，口里不断吞咽唾沫，这是装病。假使脉象正常，不妨故意诊断说：此病很严重，必须服用大吐大下药，并且还需要针灸数百处之多病才能痊愈。

师持脉，病人欠者，无病也。脉之呻者，病也。言迟[1]者，风也。摇头言者，里痛也。行迟者，表强也。坐[2]而伏者，短气也。坐而下一脚[3]者，腰痛也。里实护腹，如怀卵物者，心痛也。

注[1]言迟：言语迟钝。

[2]坐：古人坐的状态是两膝着地，臀部着于足跟上。

[3]脚：古代脚字指小腿。

【语译】　医生诊脉时，病人打呵欠的，是没有病的表现。诊脉时病人呻吟的，是有病的表现。言语迟钝的，属于风病。摇头说话的，是里有疼痛。行动缓慢的，是肌表拘紧不舒。坐而俯伏的，是气短。坐时要伸出一只腿的，是腰痛。里有实邪而用手保护胸腹部，如同怀揣鸡蛋一样的小心，是心胃部疼痛。

师曰：伏气[1]之病，以意候之，今月之内，欲有伏气。假令旧有伏气，当须脉之。若脉微弱者，当喉中痛似伤，非喉痹[2]也。病人云：实咽中痛。虽尔[3]，今复欲下利。

注[1]伏气：潜伏于体内的病邪，当时不发病，经过相当时间才发病。

[2]喉痹：咽喉闭塞疼痛之证。

[3]尔：如此。

【语译】 老师说：伏气这种病，要借助意识来推测，如本月之内，将要有伏气发病。假如以前有邪气内伏，应当在脉上发现。如果脉象微弱，应当喉中疼痛好似受伤，但不是喉痹证。病人说确实咽中疼痛。虽然如此，现在又将要产生腹泻。

问曰：人恐怖[1]者，其脉何状？师曰：脉形如循丝累累[2]然，其面白脱色也。

注[1]恐怖：恐惧害怕。

[2]累累：此指细小无力的样子。

【语译】 问：人恐惧害怕时，他的脉象是什么样子？老师说：脉形如按在丝缕上那样细小无力，他的面色苍白而无血色。

问曰：人不饮[1]，其脉何类？师曰：脉自涩，唇口干燥也。

注[1]人不饮：指各种原因引起的津液不足，是广义概念，非只指"不饮水"。

【语译】 问：人体内津液不足，他的脉象属哪一类？老师说：脉自然是涩象，而且唇口干燥。

问曰：人愧者，其脉何类？师曰：脉浮而面色乍[1]

白乍赤。

注[1]乍：忽然之间。

【语译】 问：人羞愧时，他的脉象如何？老师说：脉见浮象而面色忽而白忽而红地变化不定。

问曰：经说脉有三菽[1]六菽重者，何谓也？师曰：脉人以指按之，如三菽之重者，肺气也；如六菽之重者，心气也；如九菽之重者，脾气也；如十二菽之重者，肝气也；按之至骨者，肾气也。菽者，小豆也。假令下利，寸口、关上、尺中，悉不见脉，然尺中时一小见，脉再举头[2]一云按投。者，肾气也；若见损脉[3]来至，为难治。肾为脾所胜，脾胜不应时。

注[1]菽：豆类的总称。

[2]脉再举头：脉跳一呼二至，一吸二至，称再举头。《医宗金鉴》云："再举头者，谓一呼再举头，一吸再举头，合为四至也"。

[3]损脉：一呼一至，一吸一至，名为损。

【语译】 问：《难经》这书上说脉有三颗豆重和六颗豆重的，说的是什么？老师说：诊脉的人以指按脉，像有三颗豆重量的，是肺的脉，像有六颗豆重的，是心脉；如有九颗豆重的，是脾脉；如十二颗豆重的，是肝脉；重按至骨才有脉的，是肾脉。假使腹泻，寸关尺都按不到脉，然而在尺中有时能够按到细小的脉，其脉跳一呼二至，一吸二至的，是肾气未竭的表现；如果脉跳出现一呼一至和一吸一至的损脉，那就是肾气衰败而难以治疗了。

问曰：脉有相乘[1]，有纵有横，有逆有顺，何谓也？师曰：水行乘火，金行乘木，名曰纵；火行乘水，木行乘金，名曰横；水行乘金，火行乘木，名曰逆；金行乘水，木行乘火，名曰顺也。

注[1]乘：此指克伐的意思。

【语译】 问：脉有相互克伐的表现，有纵克有横克，有逆克有顺克，说的是什么意思？老师说：水克火，金克木，叫做纵；火克水，木克金，叫做横；水克金，火克木，叫做逆；金克水，木克火，叫做顺。

问曰：脉有残贼[1]，何谓也？师曰：脉有弦、紧、浮、滑、沉、涩，此六脉名曰残贼，能为诸脉作病也。

注[1]残贼：伤害。残，伤的意思。贼，害的意思。此指邪气伤人所出现的脉。

【语译】 问：有邪气残害人体的脉象，说的是什么？老师说：脉象见弦、紧、浮、滑、沉、涩，有这六种脉象出现就叫脉有残贼，可使诸经脉发病。

问曰：脉有灾怪[1]，何谓也？师曰：假令人病，脉得太阳，与形证相应，因为作汤，比还[2]送汤，如食顷，病人乃大吐，若下利，腹中痛。师曰：我前来不见此证，今乃变异，是名灾怪。又问曰：何缘作此吐利？答曰：或有旧时服药，今乃发作，故为灾怪耳。

注[1]灾怪：出于意料之外的变化。此指用药与脉证相符，反而出现意外的变化。

[2]比还：等到回来。

【语译】 问：脉有灾怪，是什么意思？医生说：假使人患病，见太阳病脉象，而且与太阳病症状相符合，因而给他服治太阳病的汤药，等到回来已服完汤药，如吃顿饭的时间，病人就大吐，或者下利，腹中疼痛。医生说：我初来时不见此证，现在发生了想不到的变化，这就叫灾怪。又问：是什么原因会引起这样的吐利呢？答：或许从前服过其他的药，现在才发生作用，所以会出现灾怪。

问曰：东方肝脉，其形何似？师曰：肝者，木也，名厥阴，其脉微弦濡[1]弱而长，是肝脉也。肝病自得濡弱者，愈也。假令得纯弦脉者，死。何以知之？以其脉如弦直，此是肝藏伤，故知死也。

注[1]濡（ruǎn 软）：通"软"。方有执《伤寒论条辨》卷七："凡脉言濡，皆读软。"

【语译】 问：东方肝脉，它的形状是什么样？老师说：肝属木，名叫厥阴，它的脉象微弦濡弱而长，这是肝的平脉。肝病出现濡弱脉的，就将痊愈。假使脉象出现纯弦的，就是死证。根据什么会知道呢？因为它的脉象如同弓弦那样直，这是肝病很严重，所以知道会死。

南方心脉，其形何似？师曰：心者，火也，名少阴，其脉洪大而长，是心脉也。心病自得洪大者，愈也。假令脉来微去大，故名反[1]，病在里也。脉来头小本大，故名复[2]，病在表也。上微头小[3]者，则汗出。下微本大[4]者，则为关格[5]不通，不得尿；头无汗者，可治，有汗者死。

注[1]来微去大，故名反：即来时微而去时大。心脉属火性，应来盛去衰为平，来微去大，是反其火旺，所以叫"反"。

[2]头小本大，故名复：成无己云："头小本大者，即前小后大也，小为正气，大为邪气，则邪气先在里，今复还于表，故名曰复"。

[3]上微头小："上微"指脉浮而微，"头小"指前来之脉则小。

[4]下微本大："下微"指脉沉而微，"本大"指已去之脉为大。

[5]关格："关"，闭也，为小便不利；"格"，拒也，为食不得入。

【语译】 问：南方心脉，它的形状像什么？老师说：心属火，名叫少阴，它的脉洪大而长，这是心的平脉。如果心病见到洪大脉的，就容易痊愈。假使脉来时微去时大，这是反常现象，为病在里。脉来时小而去时大，叫做复，为病在表。浮取微而来时小，就要出汗。沉取微而去时大，就出现关格不通，不能小便；头部不出汗的，可以治疗，有汗的会死。

西方肺脉，其形何似？师曰：肺者，金也，名太阴，其脉毛浮[1]也。肺病自得此脉，若得缓迟者，皆愈。若得数者则剧。何以知之？数者，南方火，火克西方金，法当痈肿，为难治也。

注[1]毛浮：脉象如毛一样轻浮而见于皮上。

【语译】 西方肺脉，它的形状像什么？老师说：肺属金，名叫太阴，它的脉象如同羽毛一样轻浮。肺病见到这种脉象，或者见到迟缓的脉象，都容易被治愈。如见到数脉的，病就要加剧。根据什么知道的呢？数脉，是南方火象，火来灼金，照理应当出现痈肿，为难治的病证。

问曰：二月得毛浮脉，何以处言至秋当死？师曰：二月之时，脉当濡弱，反得毛浮者，故知至秋死。二月肝用事[1]，肝属木，脉应濡弱，反得毛浮脉者，是肺脉也。肺属金，金来克木，故知至秋死。他皆仿此。

注[1]二月肝用事：二月属春，万物升发，肝木得令与之相应，故二月肝气应旺而主事。

【语译】 问：二月出现毛浮的脉象，根据什么说到了秋天病人就要死呢？老师说：在二月的季节里，脉象应当濡弱，反而见到毛浮的脉象，因此知道到秋天病人会死。二月是肝脏当令的季节，肝属木，脉象应当濡弱，反而见到毛浮的脉象，这是肺的本脉。肺属金，金来克木，所以知道病人到秋天要死亡。其他内脏的脉象都以此而类推。

师曰：脉肥人责[1]浮，瘦人责沉。肥人当沉，今反浮，瘦人当浮，今反沉，故责之。

注[1]责：求。此指追究反常的原因。

【语译】 师说：给肥胖人诊脉要追究脉浮的原因，给瘦人诊脉要追问脉沉的原因。因为肥胖的人脉应当沉，现在反而浮，瘦人的脉应当浮，现在反而沉，所以要追求它产生的原因。

师曰：寸脉下不至关，为阳绝；尺脉上不至关，为阴绝，此皆不治，决死也。若计其余命生死之期，期以月节克之[1]也。

注[1]月节克之：指月令节气和疾病相克的时期。

【语译】 老师说：寸脉下行不到关，是阳绝；尺脉上行不到关，是阴绝，这都是不治之证，预知必死。如果估计他的死期，可根据月令节气和疾病相克的道理来推断。

师曰：脉病人不病，名曰行尸[1]，以无王气[2]，卒眩仆不识人者，短命则死。人病脉不病，名曰内虚，以无谷神[3]，虽困无苦。

注[1]行尸：看起来没病，实际上已属能行走的死人。

[2]王气：脏腑的生气。"王"通"旺"。

[3]谷神：水谷的精微之气。

【语译】 老师说：脉象有病而人不觉得有病，这叫做行尸，因为脏腑已无生长的旺气，容易突然眩晕跌倒，不省人事的，不能尽其天年就会死亡。有人觉得有病而脉象无病，这叫做内虚，因为缺乏谷气，虽然为疾病所困，但还没有危险。

问曰：翕奄沉[1]，名曰滑，何谓也？师曰：沉为纯阴，翕为正阳，阴阳和合，故令脉滑，关尺自平。阳明脉微沉，食饮自可。少阴脉微滑，滑者，紧之浮[2]名也，此为阴实,其人必股内汗出,阴下湿也。

注[1]翕奄(xī yǎn 吸淹)沉:翕,聚合;奄,忽然。脉大而盛又忽而
沉,即来盛去衰之意,又称滑脉。

[2]紧之浮:浮而有力。"紧",指脉有力。"之"通"而"。

【语译】 问:脉体浮动而忽然下沉的,叫做滑脉,是什么意思?老师说:沉属纯少阴,脉浮动属正阳阳明,阴阳两相协调,所以使脉象滑利,关脉和尺脉平衡。阳明的胃脉微沉,饮食尚可,少阴的肾脉微滑,此滑脉是紧而浮的,这是少阴邪实的现象,病人大腿内侧必然出汗,阴部也潮湿。

问曰:曾为人所难,紧脉从何而来?师曰:假令亡汗,若吐,以肺里寒,故令脉紧也。假令咳者,坐[1]饮冷水,故令脉紧也。假令下利,以胃虚冷,故令脉紧也。

注[1]坐:因为。

【语译】 问:曾被人问难,紧脉是在什么条件下形成的?师答:假使大汗出,或大吐,是因为肺内感受了寒邪,所以使脉紧。假如咳嗽,是因为渴饮冷水,所以使脉紧。假使腹泻,是因为脾胃虚寒,所以使脉紧。

寸口卫气盛,名曰高[1]。高者,暴狂而肥。荣气盛,名曰章[2]。章者,暴泽而光。高章相抟,名曰纲[3]。纲者,身筋急,脉强直故也。卫气弱,名曰惵[4]。惵者,心中气动迫怯。荣气弱,名曰卑[5]。卑者,心中常自羞愧。惵卑相抟,名曰损[6]。损者,五脏六腑俱乏气虚惙故也。卫气和,名曰缓[7]。缓者,四肢不能自收。荣气和,名曰迟[8]。迟者,身体俱重,但欲眠也。缓迟相抟,名曰沉[9]。

沉者,腰中直,腹内急痛,但欲卧,不欲行。

注[1]高:高大。

[2]章:章同彰,即彰著,有余。

[3]纲:同刚,强盛。

[4]慄：恐怯。

[5]卑：污下。

[6]损：减少。

[7]缓：舒。

[8]迟：徐。

[9]沉：沉实不虚浮。

【语译】 寸口卫气盛叫高。荣气盛叫章。高章相合叫纲。卫气弱叫慄。荣气弱叫卑。慄与卑相合叫损。卫气和叫缓。荣气和叫迟。迟和缓相合，名叫沉。

寸口脉缓而迟，缓则阳气长，其色鲜，其颜光，其声商[1]，毛发长。迟则阴气盛，骨髓生，血满，肌肉紧薄鲜鞭，阴阳相抱，营卫俱行，刚柔相得，名曰强也。

注[1]商：五音之一，其声清越，属金，合之于肺。

【语译】 寸口脉和缓而舒迟，脉象和缓是阳气生长，其人皮色鲜亮，颜色光润，声音强劲而清晰，毛发柔长。脉象舒迟是阴血盛，骨髓生长，血脉充盈，肌肉紧张柔润而结实。阴阳调和，荣卫周流畅行，刚柔相济，这样可以称做强健。

趺阳脉滑而紧，滑者胃气实，紧者脾气强，持实击强，痛[1]还自伤，以手把刃[2]，坐作[3]疮也。

注[1]痛：病的意思。

[2]以手把刃：用手握刀刃。

[3]作：产生。

【语译】 趺阳脉滑而紧，滑是胃气实，紧是脾气盛，以胃实击脾强，病痛是由于自己伤害自己，好比用手握刀刃一样，因而造成创伤。

寸口脉浮而大，浮为虚，大为实，在尺为关，在寸为格，关则不得小便，格则吐逆。

28

【语译】 寸口脉浮而大，浮是正虚，大是邪实，浮大脉见于尺部为"关"，见于寸部为"格"；关为小便不利，格为呕吐上逆。

趺阳脉伏而涩，伏则吐逆，水谷不化，涩则食不得入，名曰关格。

【语译】 趺阳脉伏而涩，伏则呕吐上逆，水谷不化，脉涩则饮食不能入口，这也称为关格。

脉浮而大，浮为风虚[1]，大为气强[2]，风气相抟，必成隐疹，身体为痒。痒者，名泄风，久久为痂癞。眉少发稀，身有干疮而腥臭也。

注[1]风虚：即虚风，因虚感受风邪。

[2]气强：即邪气强。

【语译】 脉浮而大，浮是卫虚受风，大是邪气强盛，风邪与卫气相合，皮肤必发隐疹，身体发痒。身痒，叫做泄风，时间久了可使皮肤溃烂而成"疠风"。

寸口脉弱而迟，弱者卫气微，迟者荣中寒。荣为血，血寒则发热。卫为气，气微者心内饥，饥而虚满，不能食也。

【语译】 寸口脉弱而迟，弱是卫气不足，迟是荣中有寒。荣是血，血受寒邪则发热，卫是阳气，阳气微则心中感到饥饿，虽然饥饿而因气虚胀满，而不能进食。

趺阳脉大而紧者，当即下利，为难治。

【语译】 趺阳脉大而紧的，应当出现腹泻，是难治之证。

寸口脉弱而缓，弱者阳气不足，缓者胃气有余，噫而吞酸，食卒不下，气填于膈上也。一作下。

【语译】 寸口脉弱而缓，弱是阳气不足，缓是胃气有余，噫气而吞酸,饮食入胃后而不能向下消化,这是气机阻塞于膈上的缘故。

趺阳脉紧而浮,浮为气,紧为寒,浮为腹满,紧为绞痛,浮紧相抟,肠鸣而转,转即气动,膈气乃下,少阴脉不出,其阴肿大而虚也。

【语译】 趺阳脉紧而浮,浮属气虚,紧属寒邪,气虚则为腹胀,有寒邪则绞痛,气虚与寒邪相合,就会出现肠鸣而转气,转则气动,使胸膈中壅滞之气下行。少阴脉摸不到时,则外阴虚肿。

寸口脉微而涩,微者卫气不行,涩者荣气不逮[1],荣卫不能相将[2],三焦无所仰[3]身体痹不仁。荣气不足,则烦疼口难言。卫气虚者,则恶寒数欠。三焦不归其部,上焦不归者,噫而酢吞[4];中焦不归者,不能消谷引食;下焦不归者,则遗溲[5]。

注[1]不逮:不足。
　　[2]相将:相扶持,相协调。
　　[3]仰:依赖,依靠。
　　[4]酢(cù醋)吞:吞酸。"酢"为醋的本字。
　　[5]遗溲:小便失禁。

【语译】 寸口脉微而涩,微是卫气衰而不行,涩是荣气弱而不足,荣卫不能互相协调,三焦就失去依靠,身体就麻痹不仁,荣气不足,则身体剧痛言语困难。卫气不足的,就会恶寒和呵欠频作。三焦之气不能各司其职,上焦之气失职的,就会噫气而吞酸;中焦之气失职的,就不能消化和进食;下焦之气失职的,就会出现小便失禁。

趺阳脉沉而数,沉为实,数消谷,紧者病难治。

【语译】 趺阳脉沉而数,沉为里实,数能消化谷食,趺阳脉见紧的病难治。

寸口脉微而涩,微者卫气衰,涩者荣气不足。卫气衰,面色黄,荣气不足,面色青。荣为根,卫为叶,荣卫俱微,则根叶枯槁而寒栗、咳逆、唾腥、吐涎沫也。

【语译】 寸口脉微而涩,微是卫气衰弱,涩是荣气不足。卫气衰弱,则面色萎黄,荣气不足,则面色青。荣如树根,卫像枝叶,荣卫俱衰微,则树根枝叶都会枯竭而要出现形寒发抖,咳嗽气喘,痰唾腥臭、口吐涎沫的证候。

趺阳脉浮而芤,浮者卫气虚,芤者荣气伤,其身体瘦,肌肉甲错[1],浮芤相抟,宗气[2]微衰,四属断绝。四属者,谓皮、肉、脂、髓。俱竭,宗气则衰矣。

注[1]肌肉甲错:皮肤皲裂粗燥而生硬屑。

　　[2]宗气:水谷精微,上聚胸中,以贯心脉之气。"宗气"是营卫之气的根本。

【语译】 趺阳脉浮而芤,浮是卫气虚衰,芤是荣气损伤,身体消瘦、肌肤枯燥甲错,浮和芤相合,宗气衰弱,皮肉脂髓都失去营养。

寸口脉微而缓,微者卫气疏,疏则其肤空;缓者胃气实,实则谷消而水化也。谷入于胃,脉道乃行,水入于经,其血乃成。荣盛则其肤必疏,三焦绝经,名曰血崩。

【语译】 寸口脉微而缓,微是卫气不固密,卫气不固密则使皮肤腠理空虚;缓是胃气有余,胃气有余就容易消化水谷。水谷入胃,脉道才能运行,水谷精微入于经脉,荣血才能形成,荣血虽盛而卫气不足则皮肤必疏松,三焦也失去正常功能,将有血崩的证候出现。

趺阳脉微而紧，紧则为寒，微则为虚，微紧相抟，则为短气。

【语译】 趺阳脉微而紧，紧是里寒，微是气虚，微与紧相合，则表现为呼吸气短。

少阴脉弱而涩，弱者微烦，涩者厥逆。

【语译】 少阴脉弱而涩，弱则会出现心中微烦，涩则会出现手足逆冷。

趺阳脉不出，脾不上下[1]，身冷肤硬。

注[1]脾不上下：指脾气衰败，不能消化水谷，升清降浊。

【语译】 趺阳脉按之不出，这是脾胃的功能失于升降运化，所以会出现身体发冷而肌肤发硬。

少阴脉不至，肾气微，少精血，奔气促迫，上入胸膈，宗气反聚，血结心下，阳气退下，热归阴股，与阴相动，令身不仁，此为尸厥[1]，当刺期门[2]、巨阙[3]。宗气者，三焦归气也，有名无形，气之神使也。下荣玉茎，故宗筋聚缩之也。

注[1]尸厥：身体厥冷，形无所知，如同死人。

[2]期门：穴位名，在胸肋骨第二肋端。

[3]巨阙：穴位名，在腹正中线脐上部。

【语译】 少阴脉摸不到，是肾气微弱，精血不足，就会出现逆气上奔，上入胸膈，宗气聚而不行，血结于心下，阳气下陷，热下趋于阴部和大腿部，与阴气相鼓动，使身体失去知觉，这就是尸厥，应当刺期门、巨阙二穴。

寸口脉微，尺脉紧，其人虚损多汗，知阴常在，绝不见阳也。

【语译】 寸口脉微,尺部脉紧,病人虚损而多汗,可知这是阴邪尚在,阳气将要衰竭的表现。

寸口诸微亡阳,诸濡亡血,诸弱发热,诸紧为寒。诸乘寒[1]者,则为厥,郁冒[2]不仁,以胃无谷气,脾涩不通,口急不能言,战而栗也[3]。

注[1]乘寒:被寒邪所伤。

[2]郁冒:郁闷昏蒙眩晕。"郁",郁闷不舒。"冒",如物蒙首。

[3]战而栗也:身发寒战而心里发冷。

【语译】 寸口出现微脉时是亡阳,出现濡脉时是亡血,出现弱脉时是发热,出现紧脉时是有寒。这些诸不足被寒邪所侵害,就成尸厥,将会出现郁闷眩晕而失去知觉的证候,这是因为胃气素虚而不能消化水谷,使脾气滞涩不通于上下,所以出现口紧急而不能言语,并有寒战和心里发冷的证候。

问曰:濡弱[1]何以反适[2]十一头[3]?师曰:五脏六腑相乘[4],故令十一。

注[1]濡弱:此指脉象柔和,为有胃气的脉象。

[2]适:出现。

[3]十一头:指五脏六腑的脉象。

[4]相乘:相加。

【语译】 问:濡弱之脉为什么反而能出现十一种变化?老师答:五脏六腑相加,因此可出现十一种濡弱脉。

问曰:何以知乘腑?何以知乘脏?师曰:诸阳浮数为乘腑。诸阴迟涩为乘脏也。

【语译】 问:根据什么知道病邪侵腑,根据什么知道病邪侵脏?老师说:凡见浮数等阳脉,就是病邪侵入于腑,凡见迟涩等阴脉,就是病邪侵于脏。

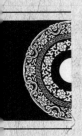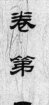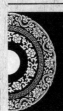

伤寒论

汉　张仲景述　晋　王叔和撰次
宋　林　亿校正
明　赵开美校刻
沈　琳同校

伤寒例第三　辨痉湿暍脉证第四
辨太阳病脉证并治上第五

伤寒例第三

【提要】　本篇可视为外感热病学的概论，伤寒辨证之规范。内容包括四时正气之序、预防伤寒之法、感而即病之伤寒、伏气所发之温病与暑病、时行疫气之寒疫与冬温、新感激发伏邪的温疟、风温、温毒与温疫、六经伤寒与两感为病等，并用斗历候气法占测正令，以验太过与不及，还对外感病的治疗、护理及预后作了原则性的论述。

四时八节[1]二十四气七十二候[2]决病法：

立春正月节[3]斗[4]指艮　　　雨水正月中[5]指寅

惊蛰二月节指甲　　　　　春分二月中指卯

清明三月节指乙　　　　　谷雨三月中指辰

立夏四月节指巽　　　　　小满四月中指巳

芒种五月节指丙	夏至五月中指午
小暑六月节指丁	大暑六月中指未
立秋七月节指坤	处暑七月中指申
白露八月节指庚	秋分八月中指酉
寒露九月节指辛	霜降九月中指戌
立冬十月节指乾	小雪十月中指亥
大雪十一月节指壬	冬至十一月中指子
小寒十二月节指癸	大寒十二月中指丑

二十四气，节有十二，中气有十二，五日为一候，气亦同，合有七十二候，决病生死。此须洞解之也。

注[1]节：指八节，即四立、二分、二至。四立指立春、立夏、立秋、立冬。二分指春分、秋分。二至指夏至、冬至。

[2]七十二候：是二十四节气的进一步划分，一个节气共十五天，每五天为一候。二十四节气就分成七十二候。

[3]节：指节气和中气。每月有两个节气，其中每月五日前后有一个节气叫做"节气"，在每月二十日前后有一个节气叫做"中气"。

[4]斗：指"斗柄"。"斗柄"是北斗七星排列所成。根据斗柄所指方向来测知季节的递变，称做"斗历"。

[5]中：即"中气"，见[3]项解释。

【语译】四季八节、二十四气、七十二候预测疾病的方法：

立春正月节气斗柄指艮	雨水正月中气斗柄指寅
惊蛰二月节气斗柄指甲	春分二月中气斗柄指卯
清明三月节气斗柄指乙	谷雨三月中气斗柄指辰
立夏四月节气斗柄指巽	小满四月中气斗柄指巳
芒种五月节气斗柄指丙	夏至五月中气斗柄指午
小暑六月节气斗柄指丁	大暑六月中气斗柄指未
立秋七月节气斗柄指坤	处暑七月中气斗柄指申
白露八月节气斗柄指庚	秋分八月中气斗柄指酉

寒露九月节气斗柄指辛　　霜降九月中气斗柄指戌
立冬十月节气斗柄指乾　　小雪十月中气斗柄指亥
大雪十一月节气斗柄指壬　　冬至十一月节气斗柄指子
小寒十二月节气斗柄指癸　　大寒十二月节气斗柄指丑

《阴阳大论》[1]云：春气温和，夏气暑热，秋气清凉，冬气冰列，此则四时正气之序也。冬时严寒，万类深藏、君子固密，则不伤于寒，触冒之者，乃名伤寒耳。其伤于四时之气，皆能为病，以伤寒为毒[2]者，以其最成杀厉之气[3]也。中而即病者，名曰伤寒。不即病者，寒毒藏于肌肤，至春变为温病，至夏变为暑病。暑病者，热极重于温也。是以辛苦之人，春夏多温热病者，皆由冬时触寒所致，非时行之气也。凡时行者，春时应暖而反大寒，夏时应热而反大凉，秋时应凉而反大热，冬时应寒而反大温，此非其时而有其气，是以一岁之中，长幼之病多相似者，此则时行之气也。夫欲候知四时正气为病及时行疫气之法，皆当按斗历[4]占[5]之。九月霜降节后宜渐寒，向冬大寒，至正月雨水节后宜解也。所以谓之雨水者，以冰雪解而为雨水故也。至惊蛰二月节后，气渐和缓，向夏大热，至秋便凉。从霜降以后至春分以前，凡有触冒霜露，体中寒即病者，谓之伤寒也。九月十月寒气尚微，为病则轻，十一月十二月寒冽[6]已严，为病则重。正月二月寒渐将解，为病亦轻。此以冬时不调，适有伤寒之人，即为病也。其冬有非节之暖者，名为冬温。冬温之毒与伤寒大异，冬温复有先后，更相重沓[7]，亦有轻重，为治不同，证如后章。从立春节后，其中无暴大寒又不冰雪，而有人壮热为病者，此属春时阳气发于冬时伏寒，变为温病。从春分以后至秋分节前，天有暴寒者，皆为时行寒疫也。三月四月或有暴寒，其时阳气尚弱，为寒所折，病热犹轻。五月六月阳气已盛，为寒所折，病热则重。七月八月阳气已衰，为寒所折，病热亦微，其病与温及暑病相似，但治有殊耳。十五日得一气，于四时之中，一时有六气，四六名为二十四气。然气候亦有应至仍不至，或有未应至而至者，或有至而太过者，皆成病气也。但天地动静，阴阳鼓击[8]者，各正一气耳。是以彼春之暖，为夏之暑；彼秋之忿，为冬之怒[9]。是故冬至之后，一阳爻升，一阴爻降[10]也；夏至之后，一阳气下，一阴气上也。斯则冬夏二至，阴阳合也；春秋二分，阴阳离也。阴阳交易[11]，人变病焉。此君子春夏养阳，秋冬养阴，顺天地之刚柔也。小人触冒，必婴[12]暴疹[13]。须知毒烈之气，留在何经，而发何病，详而取之。是以春伤于风，夏必飧泄[14]；夏伤于暑，秋必病疟；秋伤于湿，冬必咳嗽；冬伤于寒，春必病温。此必然之道，可不审明之。伤寒之病，逐日浅深，以施方治。今世人伤寒，或始不早治，或治不对病，或日数久淹[15]，困乃告医，医人又不依次第而治之，则不中病，皆宜临时消息制方，无不效也。今搜采仲景旧论，录其证候，诊脉声色，对病真方有神验者，拟防世急也。

注[1]《阴阳大论》：汉以前医籍，今佚。

[2]毒：毒害，危害。

[3] 杀厉之气：肃杀猛烈之气。

[4] 斗历：古人根据北斗七星斗柄的运行方向，来确定季节和节气的一种方法，称"斗历"。

[5] 占：测候，测算。

[6] 寒冽：严寒。

[7] 重沓（chóng tà 虫踏）：重叠。此指冬温发病有先后参差，重叠交叉的现象。

[8] 阴阳鼓击：阴阳互相鼓动，推进。

[9] 彼秋之忿，为冬之怒：比喻秋天的凉爽逐渐转变为冬天的严寒，如同由忿渐变为怒一样。

[10] 一阳爻升，一阴爻降：比喻一分阳气长，一分阴气消。爻（yáo 摇）的本义是交错变化，为八卦的基本符号，"—"为阳爻，"--"为阴爻。

[11] 阴阳交易：指四时阴阳之气盛衰互相变化移动。

[12] 婴：遭受。

[13] 暴疹：来势急骤，猛烈的疾病。暴：急速，猛烈。疹：疾病。

[14] 飧泄：即水谷利，泄泻完谷不化。

[15] 久淹：迟滞。

【语译】《阴阳大论》说：春季温和，夏季炎热，秋季凉爽，冬季严寒，这是四时正常气候的顺序。冬季严寒，万物都深藏起来，懂得养生的人注意防寒，就不会被寒邪所伤，如果感受寒邪而发病，就称为伤寒。伤于四时寒暑温燥邪气的都能发病，但以伤寒这种邪气危害最为严重，因为寒邪是一种最为猛烈而又肃杀的邪气。感受寒邪而立即发病的，叫做伤寒。不立即发病的，寒毒藏在肌肤之间，到了春天就可变成温病，到了夏天就可变成暑病。暑病，热邪极盛而重于温病。因此劳苦的人，在春夏易患温热病的原因，都是由于冬季感受寒邪所致，而不是由时行邪气引起来的。所谓时行之气，是指春季应当暖和反而大寒，夏季应当炎热反而很凉爽，秋季应当凉爽反而大热，冬季应当寒冷反而大温，这都不是一年四季应有的正常的气候，因此一年当中，老幼得病大都很相似，这就是气候异常引起的时令病。要知道四季正常气候所引起的疾病以及异常疫气所造成疾病的方法都应该按照斗历来推算。农历九月"霜降"节气以后天气应该逐渐寒冷，到了冬天应当大寒，到正月"雨水"节以后寒气才解除。之所以叫做"雨水"的节气，是因为冰雪溶化而为雨水的缘故。到了二月"惊蛰"节以后，气候逐渐温暖起来，到夏季就转变成大热，到秋季就又变得凉爽了。从"霜降"以后到"春分"以前这段时间，凡是触冒霜露寒冷，身体感受寒邪而即时发病的，就叫做伤寒。九月、十月期间的气候寒冷还不重，发病也就轻微，十一月、十二月期间，气候寒冷已很严重，发病也就重。正月、二月间寒冷逐渐解除，发病也就轻。这都是因为冬季调摄不当，有人恰好感受了寒邪，就可立即发病。如果冬季出现不应时节的温暖而发病的，这就叫冬温。冬温的病邪与伤寒完全不同，冬温的发病又有迟有早，而且参差不齐，病势有轻有重，所以治疗方法也不同，它的证候表现在后边加以论述。从"立春"节气以后这段时间，其中如果没有突然的严寒也没有大雪和冰冻，而有人却发生了高热的疾病，这是由于春时阳气的升发激动了冬季伏藏起来的寒邪，因而变成为温病。从"春分"以后到"秋分"以前这段时间，天气如果骤然变得寒冷而发病的，都是时行寒疫。三月、四月时如果出现骤然的寒冷，因为这时身体中的阳气还很微弱，如被寒邪所伤，发生的热病也就轻微。五月、六月间身体中的阳气已经旺盛，被寒邪所伤时，所发生的热病就会很重。七月、八月时身体中的阳气也已衰微，被寒邪所伤时，所出现的热病也是轻微的，这些病与温病和暑病表现很相似，但治法却各不相同。每十五日为"一气"，在一年四季之中，每一季有六气，所以四六共得二十四气。但气候也有应到而未到的，或有节气不到而不应有的气候反而来到了，或有节气已到而气候太过的，这些都是能造成疾病的因素。但自然界的动和静，阴和阳的变化，都各有它正常的发展规律。所以春季的温暖，可发展为夏季的暑热；而秋季的凉爽，又可发展为冬季的严寒。因此冬至以后，一阳之气上升，一阴之气下降，夏至以后，一阳之气下降，一阴之气上升。这就是说冬至和夏至是阴阳二气结合的时候；春分和秋分是阴阳二气相分离的时候。在这阴阳升降离合气候变化的时候，人体也在变化而就容易患病。所以懂得养生的人要在春夏二季保养阳气，秋冬二季保养阴气，以顺应自然界的气候各种变化。不懂得养生的人就容易受到外邪的侵袭，就必然要感染上急性病变。要知道这些毒烈的致病因素，侵犯了哪经，发生什么病证，就应当进行详细的诊察和判断。因为春季伤于风邪时，到夏天就会发生腹泻；夏天伤于暑邪，到秋季就会发生疟疾；秋季伤于湿邪，到冬季必然会发生咳嗽；冬季伤于寒邪，到春季就会患温病。这是必然的变化规律，这些要详细的认识清楚。伤寒这种病，随病期增加而逐日加重，要根据病情的发展而遣方论治。现在的人患伤寒病，或开始不早治疗，或治疗不符合病情，或长时间拖延，直到病势危重时才告诉医生，医生又不按一定的程序去进行治疗，因而不能抓住其要害，必须根据病情的不断变化而灵活地使用方药，是没有不收到良好效果的。现在搜集张仲景的原著，收录他所论述的证候以及诊脉、闻声、察色等诊病方法，以及对疾病确有明显效验的良方，编次成书以备世上人急用。

又土地温凉，高下不同；物性刚柔，飡[1]居亦异。是故黄帝兴四方之问[2]，岐伯举四治之能[3]，以训后贤，开其未悟者。临病之工，宜须两审[4]也。

注[1]飡：与"餐"字音义皆同，饮食之意。

[2]四方之问：指《素问·异法方宜论》中，关于四方地域、风土习俗的差异，对疾病之影响与治法之不同的讨论。

[3]四治之能：指《素问·异法方宜论》中，岐伯所说的砭石、毒药、微针、灸焫等四种疗法的不同功用。

[4]两审：指医生应当审四方之不同和四治的区别。

【语译】 又因为地域有温凉的不同，更有高低的差异；物品的性质也有刚烈柔弱的区别，人们的饮食起居习惯也都不一样。因此黄帝提出四方居民治法不同的问题，岐伯又指出了砭石、毒药、微针、灸焫等四种治法的不同功能，以启发后世学者，开导那些不明白根据不同情况采取不同治法的人。临床医生治病，应当详细的了解四方居民在治疗上的差异和四种治疗方法的不同功用。

凡伤于寒，则为病热，热虽甚不死。若两感[1]于寒而病者，必死。

注[1]两感：阴阳表里两经同时受邪发病。

【语译】 凡被寒邪所伤，就会出现发热，热势虽盛，但不会死亡。如果表里阴阳两经同时感受寒邪而发病的，就很容易死亡。

尺寸俱浮者，太阳受病也，当一二日发。以其脉上连风府，故头项痛，腰脊强[1]。

注[1]强(jiàng 匠)：不柔和的样子。

【语译】 寸关尺三部脉都见浮象的，是太阳经受病，一般在一二日发病。因为足太阳经脉上连风府穴，所以会出现头项痛和腰脊强。

尺寸俱长者，阳明受病也，当二三日发，以其脉夹鼻络于目，故身热目疼鼻干，不得卧。

【语译】 寸关尺三部都见长脉的，是阳明经受病，一般在二三日发病。因为足阳明经脉夹鼻络于目，所以会出现身热目疼而鼻干、不能安卧。

尺寸俱弦者，少阳受病也，当三四日发。以其脉循胁络于耳，故胸胁痛而耳聋。此三经[1]皆受病，未入于府[2]者，可汗而已。

注[1]经：指表。

[2]府：指里。

【语译】 寸关尺三部都见弦脉的，是少阳经受病，一般在三四日发病。因为少阳经脉循行于两胁并络于耳部，所以会出现胸胁痛及耳聋。这三经都受病，邪气未传入胃府的，可用发汗法治愈。

尺寸俱沉细者，太阴受病也，当四五日发。以其脉布胃中，络于嗌[1]，故腹满而嗌干。

注[1]嗌（yì义）：泛指咽喉部。

【语译】 寸关尺都见沉细脉的，是太阴经受病，一般四五日发病。因为足太阴经分布于胃中，络于咽喉部，所以会出现腹满而咽喉部干燥的证候。

尺寸俱沉者，少阴受病也，当五六日发。以其脉贯肾络于肺，系舌本，故口燥舌干而渴。

【语译】 寸关尺都见沉脉的，是少阴受病，一般在五六日发病。因为足少阴经脉贯肾络肺，系舌根，所以会出现口燥舌干而渴。

尺寸俱微缓者，厥阴受病也，当六七日发。以其脉循阴器络于肝，故烦满[1]而囊缩[2]。此三经皆受病，已入于府，可下而已。

注[1]烦满：烦闷。"满"（mèn 闷），胸中气闷，此义后作"懑"，亦作"闷"。本论凡"胸满"、"胁下满"、"喘满"之"满"，音义皆同此。

[2]囊缩：阴囊上缩。

【语译】 寸关尺都见微缓脉的，是厥阴经受病，一般在六七日发病。因为足厥阴经脉循行于生殖器而络于肝，所以会出现烦满和阴囊收缩。这是太阴、少阴、厥阴三经都受病，邪气已传入胃府，可以用泻下的方法治愈。

若两感于寒者，一日太阳受之，即与少阴俱病，则头痛口干，烦满而渴。二日阳明受之，即与太阴俱病，则腹满，身热，不欲食，谵之廉切，又女监切，下同。语[1]。三日少阳受之，即与厥阴俱病，则耳聋，囊缩而厥，水浆[2]不入，不知人者，六日死。若三阴三阳五脏六府皆受病，则荣卫不行，脏腑不通，则死矣。其不两感于寒，更不传经[3]，不加异气[4]者，至七日太阳病衰，头痛少愈也。八日阳明病衰，身热少歇也。九日少阳病衰，耳聋微闻也。十日太阴病衰，腹减如故，则思饮食。十一日少阴病衰，渴止舌干，已而嚏也。十二日厥阴病衰，囊纵，少腹微下[5]，大气[6]皆去，病人精神爽慧也。若过十三日以上不间[7]，寸尺陷者[8]，大危。若更感异气，变为它病者，当依后坏病证[9]而治之。若脉阴阳俱盛，重感于寒者，变成温疟[10]。阳脉浮滑，阴脉濡弱者，更遇于风，变为风温。阳脉洪数，阴脉实大者，更遇温热，变为温毒，温毒[11]为病最重也。阳脉濡弱，阴脉弦紧者，更遇温气，变为温疫。一本作疟。以此冬伤于寒，发为温病，脉[12]之变证，方治如说。

注[1]谵语：胡言乱语，声壮而长。

[2]水浆：泛指汤水。

[3]传经：邪气由此经传入彼经。

[4]异气：另外一种致病的邪气。

[5]少腹微下：指少腹拘挛之证微有缓解。

[6]大气：此处指大热的邪气。

[7]间：间断、病愈。

[8]寸尺陷者：三部脉沉伏，按摸不到，有似下陷。

[9]坏病证：误治后而使病情恶化，叫坏病证，也叫坏证。

[10]温疟：病名。《素问·疟论》："此先伤于风，而后伤于寒，故先热而后寒也，亦以时作，名曰温疟"。

[11]温毒：病名。一名时毒。是感受温邪热毒而引起的急性热病的统称，多发于春冬季节，由于冬时温暖，热毒潜伏于体内，至春季气候突然变热，伏毒与时热相互触发所致。

[12]脉：用为动词，诊察之意。

【语译】 如果互为表里的两经同时感受寒邪，第一日太阳经受邪，就和少阴经同时发病，出现头痛口干，烦闷而口渴。第二日阳明经受邪，就和太阴经同时发病，出现腹满，身体发热，不欲饮食，并且胡言乱语。第三日少阳经受邪，就和厥阴经同时发病，出现耳聋，阴囊收缩和四肢逆冷，连汤水也不能入口，并有昏迷不知人事，经过六日就要死亡。如果三阴三阳五脏六腑都受病，荣卫就要停滞不行，脏腑也闭塞不通，就会引起死亡。如果不是两经同时感受寒邪的，又不传经，也没有另外感受新的病邪的，那么到第七日太阳病气衰退，头痛就会稍有减轻。第八日阳明病气衰退，身体发热就会减少。第九日少阳病气衰退，耳聋减轻而稍有些听力。第十日太阴病气衰退、腹胀消除而恢复正常，就想进饮食。第十一日少阴经病气衰退，口已不渴，舌也不干而能打喷嚏。第十二日厥阴病气衰退，阴囊松弛，少腹拘挛稍有缓解，邪气都已去掉，病人神志清爽而获愈。如果过了十三日病情还未痊愈，寸关尺三部脉沉陷不起的，这就很危险了。如果重新感受另一种邪气，而变成坏病的，那就要按照后面所说的治疗坏病的方法去治疗。如果寸关尺脉都是洪盛的，这是又重新感受了寒邪，可以转变成温疟。寸脉浮滑，尺脉濡弱，这是又重新感受了风邪，可以转变成风温。寸脉洪数，尺脉实大的，这是又重新感受了温热之邪，就可变成温毒，温毒致病是最严重的。寸脉濡弱，尺脉弦紧的，是再次感受了温邪，就会转变成温疫。因此冬季伤于寒邪，变成温病的，可根据脉证的不同变化，按照辨证施治的原则而进行不同的治疗。

凡人有疾，不时即治，隐忍冀差，以成痼疾。小儿女子，益以滋甚[1]。时气不和，便当早言。寻其邪由，及在腠理[2]，以时治之，罕有不愈者。患人忍之，数日乃说，邪气入脏，则难可制。此为家有患，备虑之要。凡作汤药，不可避晨夜，觉病须臾，即宜便治，不等早晚，则易愈矣。如或差迟，病即传变，虽欲除治，必难为力。服药不如方法，纵意[3]违师，不须治之。

注[1]滋甚：滋，更加；甚，厉害。即更加厉害。

[2]腠理：指肌肉和皮肤的纹理。

[3]纵意：任意。

【语译】 凡人有病，要及时治疗，如果隐瞒和忍耐疾病的痛苦而希望侥幸自愈，就可以变成难以治疗的顽固疾病。尤其是小儿和妇女，有这种情形的就更加严重了。由于感受四时不和之气而患病的，就应当及早告诉医生，以便找出受邪的原因，乘着病邪只在肌表的时候，抓紧时间及时治疗，很少有治不好的。如果病人忍耐着病痛，过了几天以后才说，病邪已侵入脏腑，就将难以控制。这是家中有病人的，应当特别注意的要点。凡是有病须服汤药，不可分白天黑夜，在感觉有病的很短时间内，就应当立即治疗，不论早晨还是晚上，就很容易被治愈。如果稍有拖延，病情就会发生传变，那时虽然想要求医治疗，必将难以收到功效。不按照医生规定的方法去服药，却任意的违反医嘱，那就不必去治疗了。

凡伤寒之病，多从风寒得之。始表中风寒，入里则不消矣,未有温覆[1]而当不消散者。不在[2]证治,拟欲攻之,犹当先解表,乃可下之。若表已解,而内不消,非大满,犹生寒热,则病不除。若表已解,而内不消,大满大实坚有燥屎[3],自可除下之,虽四五日,不能为祸也。若不宜下,而便攻之,内虚热入,协热遂利[4],烦躁诸变,不可胜数,轻者困笃,重者必死矣。

注[1]温覆:加衣盖被以保温,是取汗的辅助方法。覆,盖。

[2]在:察。《尔雅·释训》:"在,察也"。

[3]燥屎:肠中有燥结的粪块。

[4]协热遂利:挟表热而下利。"协"通"同"。

【语译】 凡是伤寒病,多由风寒而引起。一开始发病是肌表先感受风寒,病邪传入脏腑以后就不易消散了。如果加盖衣被按着要求微微发汗,病邪就没有不消散的。不进行诊察和辨证就进行治疗,一开始就准备用攻下法,如有表证存在还应当先解表,然后才可攻下。如果表证已经解除,里证还没有消除,如果不是大实大满也不可以用攻下法,如果这时攻下,还会产生寒热的变化,病就不会好转。如果表证已解,里证没有消除的,腹中大满大实而有燥屎阻结的,这自然可用攻下法,虽然发病四五日,攻下稍晚,也不会为害。如果不应攻下,反而攻下,就会因为里虚而邪热内陷,会造成协热下利,和引起烦躁等变证,这种情况是很多的,它可使轻病转重,重病就会引起死亡。

夫阳盛阴虚[1],汗之则死,下之则愈。阳虚阴盛[2];汗之则愈,下之则死。夫如是,则神丹[3]安可以误发,甘遂[4]何可以妄攻?虚盛之治,相背千里,吉凶之机,应若影响,岂容易哉!况桂枝下咽,阳盛即毙;承气入胃,阴盛以亡。死生之要,在乎须臾,视身之尽,不暇计日,此阴阳虚实之交错,其候至微,发汗吐下之相反,其祸至速。而医术浅狭，懵然^[5]不知病源，为治乃误，使病者殒没^[6]，自谓其分。至令冤魂塞于冥路，死尸盈于旷野，仁者鉴此，岂不痛欤！

注[1]阳盛阴虚：指邪热内炽，阴液被灼。

[2]阳虚阴盛：指寒邪在外，表阳被遏。

[3]神丹：古代成药，配方今佚，从下文"安可以误发"推测，当有发汗作用。

[4]甘遂：指有攻下一类作用的药物。

[5]懵（měng 猛）然：糊涂不明。

[6]殒没：作"死亡"解。

【语译】 凡阳热盛而阴液虚损的病证，误用发汗就会引起死亡，要用攻下药治疗病就会痊愈。阳气虚损而阴寒外盛的病证，发汗就会病愈，误用攻下法治疗就会使病人死亡。正因为是这样，那么有发汗作用的神丹一类药物怎么敢随便地误用，有攻下作用的甘遂怎么敢盲目地乱使？虚证和实证的治疗，完全是相背千里的，病情的吉凶变化，如同形随影和响应声那样的立见安危，因此说治病可不是一件容易的事情！例如桂枝汤服下去以后，阳热盛的人就会毙命，承气汤喝下去以后，阴寒盛的人就会死亡。生死的重要关头，就在瞬息之间，甚至眼望着病人死去，都不容你去计算时间，这些阴阳虚实的错综而复杂的变化，表现得极为精奥，而由于发汗催吐攻下等治法的相反作用，因而所造成的危害是极其迅速的。让那些医道浅薄、头脑糊涂而不知病源的人去治疗，就会出现严重的错误，以致使病人死亡，他们还认为这是病情严重而应该死亡。使得冤枉而死的人充塞于阴间的道路，死尸遍及旷野，善良的人对这种悲惨的情景，能不痛心吗？

凡两感病俱作，治有先后。发表攻里，本自不同，而执迷用意者，乃云神丹甘遂合而饮之，且解其表，又除其里。言巧似是，其理实违。夫智者之举错^[1]也，常审以慎；愚者之动作也，必果而速。安危之变，岂可诡^[2]哉。世上之士，但务彼翕习^[3]之荣，而莫见此倾危之败，惟明者居然能护其本，近取诸身^[4]，夫何远之有焉？

注[1]举错："错"通"措"。指举动。

[2]诡：强作辩解。

[3]翕习：富贵荣盛的样子。

[4]近取诸身：指从身边的事物中受到启发。

【语译】 凡是两感证而表里同时发病的，治疗的步骤必须有先有后。发表和攻里，本来就是完全不同的，固执己见的人，认为发汗药"神丹"和攻下药"甘遂"可以合起来服用，说是即能解表，又能攻里。这话说的多么巧妙而好像正确，其实完全违背了医学的道理。高明医家的一举一动和做法，常常是十分小心谨慎的；庸医的举止行动，常常是盲目地追求速效。病人的病情变化和生死安危，用巧言强辩怎么能欺骗过去呢！现在一般的人，只是追求那些表面的荣华富贵，而看不到它所造成的恶果，只有通达明智而懂道理的人才能随时注意保护自己的生命，并从身边的各种事物中吸取有益健康的哲理，那么使自己健康长寿并不是什么遥远的事。

凡发汗温暖汤药，其方虽言日三服，若病剧不解，当促其间^[1]，可半日中尽三服。若与病相阻^[2]，即使有所觉。病重者，一日一夜当晬时^[3]观之，如服一剂，病证犹在，故当复作本汤服之。至有不肯汗出，服三剂乃解。若汗不出者，死病也。

注[1]当促其间：当缩短服药的间隔时间。"促"，缩短。

[2]相阻：相反。

[3]晬（zuì 醉）时：指满十二时辰，即一昼夜。

【语译】 凡是要发汗就应当服用温暖的汤药，药方上虽然指明每日服药三次，如果病情比较严重而不易好转的，就应当缩短每次服药的时间，也可以在半日内服完三服。如果服药后与病证不符，服完药很快就会出现有不适的感觉。病重的，要日夜二十四小时的护理和观察病情变化。如果服完第一剂药后，病证仍然存在，就还可以重复地再服用原来的汤药。甚至有不容易出汗的，需要连服三剂而病才能痊愈。如果服药后始终不见汗出，那就是死证。

凡得时气病，至五六日而渴欲饮水，饮不能多，不当与也。何者？以腹中热尚少，不能消之，便更与人作病也。至七八日，大渴欲饮水者，犹当依证而与之。与之常令不足，勿极意也，言能饮一斗，与五升。若饮而腹满，小便不利，若喘若哕，不可与之也。忽然大汗出，是为自愈也。

【语译】 凡得时气病，到第五六天时出现口渴想饮水，而又不能多饮水的，那就不要勉强地给他水喝。为什么呢？因为病人里热还不盛，所以不能消水，如果再给他喝水就必然会引起其他的疾病。到了七八日的时候，口渴得很厉害而想饮水的，还应当根据病情酌量地给水，饮水常常使其不能喝足，更不可以使病人任意地大量喝水，譬如病人要喝一斗水，只可以给他五升。如果饮水以后感到腹部胀满，小便不利，或者有气喘或者出现呃逆，就一定不可以再给水喝了。如果喝水后忽然出大汗，那是病要自愈的表现。

凡得病，反能饮水，此为欲愈之病。其不晓病者，但闻病饮水自愈，小渴者乃强与饮之，因其成祸，不可复数也。

【语译】 凡得病以后，反而能喝水的，这是疾病将要痊愈的佳兆。那些不懂病情的人，只听说病人能饮水就会好转，因而稍见口渴，就勉强地让他大量饮水，这样就酿成大病，这种情况也是多得不可胜数。

凡得病，厥脉动数[1]，服汤药更[2]迟，脉浮大减小，初躁后静，此皆愈证也。

注[1]厥脉动数：厥，作"其"字解，即是其脉动数。

[2]更(gēng 庚)：改变的意思。

【语译】 凡是患有疾病，病人的脉象动数，服汤药以后脉象变迟，或者原来浮大的脉转变成小脉，或者初起烦躁不安而后神情比较安静，这些都是疾病将要痊愈的表现。

凡治温病，可刺五十九穴[1]。又身之穴三百六十有五，其三十穴灸之有害，七十九穴刺之为灾，并中髓也。

注[1]五十九穴：指《素问·水热穴论》、《素问·刺热》、《灵枢经·热病》等篇提到的用于治疗温热病的五十九个穴位。

【语译】 凡是治疗温热病，可以针刺头部、胸部和四肢的五十九个穴位。人身共有三百六十五个穴位，其中有三十个孔穴用艾灸时就会有害，其中七十九个孔穴用针刺就会有危险，并且容易损伤骨髓。

脉四损，三日死。平人四息，病人脉一至，名曰四损。

【语译】 凡是脉见四损的，三日内就会死。正常人的呼吸四次，病人的脉跳才一次，这叫做四损。

脉五损，一日死。平人五息，病人脉一至，名曰五损。

【语译】 脉见五损的，一日之内就会死亡。正常人呼吸五次，病人的脉跳才一次，这叫做五损。

脉六损，一时死。平人六息，病人脉一至，名曰六损。

【语译】 脉见六损的，一个时辰或者说在两个小时之内就会死。正常人呼吸六次，而病人的脉跳才一次，这叫做六损。

脉盛身寒，得之伤寒；脉虚身热，得之伤暑。脉阴阳俱盛，大汗出不解者死。脉阴阳俱虚，热不止者死。脉至乍数乍疏者死。脉至如转索，其日死。谵言妄语，身微热，脉浮大，手足温者生；逆冷，脉沉细者，不过一日死矣。此以前是伤寒热病证候也。

【语译】 脉象盛大而身体怕冷，这种病是由伤寒而得；脉虚而身体发热，这种病是由伤暑而得。脉象尺寸都很旺盛，汗出的很多而病不能解除的是死证。脉尺寸都见虚象，发热一直不退的也必然要死。脉象忽然快而又忽慢的是死证。脉象紧硬如同转动着绞紧的绳索一样，当日就会死亡。胡言乱语，周身有轻微发热的，脉象浮大，手足四肢温暖的是可以治愈的；如果出现手足逆冷，脉象见沉细的，不出一天就会死。以上所说的都是伤寒热病的证候。

辨痉湿暍脉证第四痉音炽，又作痓，巨郢切，下同。

【提要】 本篇所论痉、湿、暍三病，皆与外邪有关，也皆从太阳经开始，故合为一篇讨论而与伤寒互相鉴别。

痉病，外感内伤均可引起。本篇主要论述了外邪所致的"刚痉"和"柔痉"之脉证特点。

湿病，有内湿与外湿之分。本篇所论之湿病，主要是湿著关节或湿留肌腠的外湿为患,即风湿证和湿痹证。

　　暍即暑病。本篇所论暍病,有暑病夹虚、夹湿及暑热盛实三种情况,大体上概括了暑病的主要证候。

　　至于痉、湿、暍三病的治法和方药,详见《金匮要略·痉湿暍病脉证》。

　　伤寒所致太阳病痓[《金匮玉函经》作"痉",是。][1]湿暍[2]此三种,宜应别论,以为与伤寒相似,故此见之。

　　注[1]痉(jìng 敬):即项背强直、口噤不开等症。

　　[2]暍(yè 夜):伤暑。

　　【语译】　伤寒所引起的太阳病中还有痉、湿、暍这三种不同原因引起的病证,应当分别地加以论述,因为它们与伤寒的某些病状相似,所以要在这里加以讨论。

　　太阳病,发热无汗,反恶寒者,名曰刚痓。

　　【语译】　太阳病,发热无汗,反而怕冷的,名叫刚痓。

　　太阳病,发热汗出而不恶寒《病源》云恶寒。名曰柔痓。

　　【语译】　太阳病,发热汗出而不怕冷的,名叫柔痓。

　　太阳病,发热,脉沉而细者,名曰痓。

　　【语译】　太阳病,发热,脉沉而细的,叫做痓病。

　　太阳病,发汗太多,因致痓。

　　【语译】　太阳病,由于发汗过多,因而可以导致痓病。

　　病身热足寒,颈项强急,恶寒,时头热面赤,目脉赤,独头面摇,卒口噤,背反张者,痓病也。

　　【语译】　病人身体发热而两足寒冷,颈项强硬拘急,全身也怕冷,有时头部哄热而且面部潮红,两眼脉络发红,唯独有明显的头面部摆动，有时突然出现牙关紧闭，背部出现强直反张的，这就是痉病的具体表现。

太阳病，关节疼痛而烦，脉沉而细—作缓。者，此名湿痹，—云中湿。湿痹之候，其人小便不利，大便反快[1]，但当利其小便。湿家[2]之为病，一身尽疼，发热，身色如似熏黄。湿家，其人但头汗出，背强，欲得被覆向火，若下之早则哕，胸满，小便不利，舌上如胎者，以丹田[3]有热，胸中有寒，渴欲得水，而不能饮，口燥烦也。

注[1]快：指大便快利，即大便稀溏。

[2]湿家：久患湿病的人。

[3]丹田：指下焦。

【语译】 患太阳病，全身关节疼痛剧烈，脉象沉而细的，这叫湿痹。湿痹的明显证候，病人应当出现小便不利，以及大便反而稀溏，治疗就应当注意利小便。久患湿病的人，全身关节都疼痛，伴随发热，周身皮肤颜色好像被烟熏过一样的发黄。久患湿病的人，病人只有头部出汗，脊背感到强硬，总是希望盖被和烤火取暖，如果误用寒凉药攻下过早就要引起呃逆，胸部满闷，小便不利，舌上也会出现白滑苔，这是下腹部有热，胸部有寒湿，因而出现口渴想喝水，但又不能饮水，以致口中干燥得很厉害。

湿家下之，额上汗出，微喘，小便利—云不利。者死，若下利不止者亦死。

【语译】 久患湿病的人而用寒凉药攻下，因而出现头额部出汗，轻微的喘促，以及小便增多的，是死证，如果出现下利不止的也是死证。

问曰：风湿相抟，一身尽疼痛，法当汗出而解。值天阴雨不止，医云此可发汗，汗之病不愈者，何也？答曰：发其汗，汗大出者，但风气去，湿气在，是故不愈也。若治风湿者，发其汗，但微微似[1]欲出汗者，风湿俱去也。

注[1]似：通。"嗣"，持续。

【语译】 问：风邪和湿邪相互结合起来侵害身体，使全身关节都要发生疼痛，按照治疗法则应当进行发汗病就会好转，如果遇到阴雨不止的湿盛天气，医生说这种病仍然可以用发汗法治疗，但发汗以后病情并不好转，这是什么缘故呢？答：给这种病人发汗，如果出汗过多，就只能除掉风邪，但湿邪会继续存在，因此病是不会痊愈的。如果治疗风湿合邪的病，进行发汗的时候，只能是微微地持续地出汗，这样才能使风邪和湿邪同时都除掉。

湿家病，身上疼痛，发热面黄而喘，头痛鼻塞而烦，其脉大，自能饮食，腹中和无病，病在头中[1]寒湿，故鼻塞，内[2]药鼻中则愈。

注[1]中（zhòng 众）：遭受。

[2]内（nà 纳）：加入、塞入，此义后作"纳"。

【语译】 常患湿病的人，身体经常是要疼痛的，并见发热面黄而气喘，头痛鼻部堵塞而心烦不安，脉象大，如果饮食正常的，这是腹中脾胃无病的表现，因为在头部感受了寒湿，所以会出现鼻塞不通，将药塞于鼻孔内就可痊愈。

病者一身尽疼，发热日晡所[1]剧者，此名风湿。此病伤于汗出当风，或久伤取冷所致也。

注[1]日晡所：指下午三时至五时前后。"申"时古称"日晡"。"所"，不定词，表示约数。

【语译】 病人全身各处都感到疼痛，发热在下午四时前后最为严重的，这就叫做风湿病。这种病发生于汗出后又感受了风邪，或者由于长期贪凉受冷而造成的。

太阳中热者，暍是也。其人汗出恶寒，身热而渴也。

【语译】 太阳经受到暑热邪气的侵害，就是暑热病。病人有出汗怕冷，全身发热而口渴的证候。

太阳中暍者，身热疼重而脉微弱，此以夏月伤冷水，水行皮中所致也。

【语译】 太阳经感受到暑热邪的人，就会出现发热全身疼痛沉重而脉象微弱，这是由于夏季被冷水所伤害，水湿侵入肌肤所造成的。

太阳中暍者，发热，恶寒，身重而疼痛，其脉弦细芤迟，小便已，洒洒然毛耸[1]，手足逆冷，小有劳身即热，口开，前板齿燥。若发汗则恶寒甚，加温针[2]则发热甚，数下之则淋甚。

注[1]洒洒（xiǎn 显）然：很冷的样子。

　[2]温针：与烧针同类。

【语译】 太阳经感受暑热邪气的人，就会出现发热，怕冷，身体沉重而疼痛，脉弦细芤迟，每当小便以后，全身很怕冷而且汗毛都像竖立起来似的，手足特别寒冷，稍有劳动就使身体发热，张口呼吸，门齿干燥。此时如果发汗就会使恶寒更为加重，用温针治疗就会使发热更高，如果连续使用攻下法，就会使小便淋漓更加严重。

辨太阳病脉证并治上第五合一十六法，方一十四首。

【提要】 太阳病上篇共三十条。前十一条主要论述了太阳病提纲证,太阳病分类,病传与不传,以及病发阴阳与真假寒热。后十九条则阐述了太阳中风证,桂枝汤加减证及禁忌证,并举若干误治救逆之法。

太阳中风,阳浮阴弱,热发汗出恶寒,鼻鸣干呕者,桂枝汤主之。第一。五味。前有太阳病一十一证。

太阳病,头痛发热,汗出恶风者,桂枝汤主之。第二。用前第一方。

太阳病,项背强几几,反汗出恶风者,桂枝加葛根汤主之。第三。七味。

太阳病下之后,其气上冲者,桂枝汤主之。第四。用前第一方。下有太阳坏病一证。

桂枝本为解肌,若脉浮紧,发热汗不出者,不可与之。第五。下有酒客不可与桂枝一证。

喘家作桂枝汤,加厚朴杏子。第六。下有服汤吐脓血一证。

太阳病,发汗遂漏不止,恶风小便难,四肢急,难以屈伸,桂枝加附子汤主之。第七。六味。

太阳病,下之后,脉促胸满者,桂枝去芍药汤主之。第八。四味。

若微寒者,桂枝去芍药加附子汤主之。第九。五味。

太阳病,八九日如疟状,热多寒少,不呕,清便自可,宜桂枝麻黄各半汤。第十。七味。

太阳病,服桂枝汤烦不解,先刺风池风府,却与桂枝汤。第十一。用前第一方。

服桂枝汤,大汗出,脉洪大者,与桂枝汤。若形似疟,一日再发者,宜桂枝二麻黄一汤。第十二。七味。

服桂枝汤,大汗出,大烦渴不解,脉洪大者,白虎加人参汤主之。第十三。五味。

太阳病,发热恶寒,热多寒少,脉微弱者,宜桂枝二越婢一汤。第十四。七味。

服桂枝汤，或下之，头项强痛，发热无汗，心下满痛，小便不利者，桂枝去桂加茯苓白术汤主之。第十五。六味。

伤寒脉浮，自汗出，小便数，心烦，微恶寒，脚挛急，与桂枝，得之便厥，咽干，烦躁，吐逆，作甘草干姜汤与之。厥愈，更作芍药甘草汤与之，其脚即伸。若胃气不和，与调胃承气汤。若重发汗，加烧针者，四逆汤主之。第十六。甘草干姜汤，芍药甘草汤并二味。调胃承气汤、四逆汤并三味。

太阳之为病，脉浮，头项强痛[1]而恶寒。

注[1]头项强（jiàng 犟）痛：即头痛项强。项指后颈部。强，不柔和。

【语译】　太阳病所表现的证候，是脉浮，头痛项部强硬而怕冷。

太阳病，发热，汗出，恶风[1]，脉缓者，名为中风[2]。

注[1]恶风：即畏风，怕风。恶风与恶寒有别。恶风是当风则寒，无风自安；恶寒是身居密室仍觉怕冷。

[2]中（zhòng 众）风：指外感风寒引起的表证，非指口眼歪斜、半身不遂的中风证。

【语译】　太阳病，发热，汗出，恶风，脉象浮缓的，名叫中风。

太阳病，或[1]已发热，或未发热，必恶寒、体痛，呕逆，脉阴阳俱紧[2]者，名为伤寒[3]。

注[1]或：未定之词。

[2]脉阴阳俱紧：此指寸关尺三部皆紧。又因本条首称太阳病属表，又可知是脉浮紧而不是脉沉紧。

[3]伤寒：证候名。伤寒有广义狭义之分，此指狭义伤寒，专指风寒所伤而引起的表实证。

【语译】　太阳病，或者已经发热，或者还没有出现发热，但必定要出现恶寒，身体疼痛，恶心呕吐而气上逆，尺寸部脉皆紧的证候，名叫伤寒。

伤寒一日，太阳受之，脉若静[1]者，为不传[2]；颇欲吐，若躁烦，脉数急者，为传也。

注[1]脉若静：指太阳病当时的脉象未见改变。"静"是未变之意。

[2]传：疾病由这个部位传到另一个部位。

【语译】 患伤寒的第一日，太阳经受邪，脉象如无变化，为病邪没有传变；若是很想呕吐，或者心烦急躁不安，脉数急的，则是病邪要传它经的反映。

伤寒二三日，阳明、少阳证不见者，为不传也。

【语译】 伤寒二三天，阳明证、少阳证都没有出现的，说明病邪没有传。

太阳病，发热而渴，不恶寒者为温病[1]。若发汗已，身灼热者，名风温[2]。风温为病，脉阴阳俱浮，自汗出，身重，多眠睡，鼻息必鼾，语言难出。若被下者，小便不利，直视失溲[3]，若被火[4]者，微发黄色，剧则如惊痫，时瘛疭[5]，若火熏之[6]。一逆尚引日[7]，再逆促命期。

注[1]温病：古代证候名。为温热之邪伤人的外感性疾病，属广义的伤寒。

[2]风温：古代证候名。

[3]失溲(sōu 搜)：小便失禁。

[4]被火：经受火疗。火疗指烧针、火熏、艾灸等法。

[5]瘛疭(chì zòng 翅纵)：手足抽搐。

[6]若火熏之：皮肤颜色像被火熏一样的晦暗。

[7]引日：延续时日。

【语译】 太阳病，发热而口渴，不怕冷的是温病。如果已经发汗，身体灼热的，名叫风温。风温的证候是，尺寸脉皆浮，自汗出，身体沉重，嗜睡，鼻息必有鼾声，语言困难。如果受到攻下法治疗，会出现小便少，两眼直视而小便失禁，如果受到火法治疗，轻的周身出现黄色，重的就像惊痫那样，手足时时出现抽搐，皮肤出现像火熏一样的晦暗颜色。一次误治，病人还可延续些时日，再次误治，就会加速病人死亡。

病有发热恶寒者，发于阳也；无热恶寒者，发于阴也。发于阳，七日愈。发于阴，六日愈。以阳数七，阴数六[1]故也。

注[1]阳数七，阴数六：火为阳，水为阴，因火的成数为七，水的成数为六，故谓阳数七，阴数六。七天是阳证的转折点，六天是阴证的转折点，故有"七日愈"、"六日愈"之说。

【语译】 病有发热怕冷的，是发于阳的疾病；不发热只怕冷的，是发于阴的疾病。发于阳的疾病，七天可愈。发于阴的疾病，六天可愈。因为阳数是七，阴数是六的缘故。

太阳病，头痛至七日以上自愈者，以行其经[1]尽故也。若欲作再经[2]者，针足阳明[3]，使经不传则愈。

注[1]行其经：指邪在太阳本经。

[2]欲作再经：指邪气欲传他经。

[3]针足阳明：是迎头先泻其邪，而使其不传。关于针刺阳明经穴位，有的说针跌阳脉穴；有的说针足三里穴，皆可参考。

【语译】 太阳病，头痛到了第七天以后能自愈的，是因为病邪在太阳本经行完的缘故。如果邪气有再传它经的趋势，就应针刺足阳明经的穴位，使邪气不传经，病就会好。

太阳病欲解时，从巳至未上。

【语译】 太阳病将要解除的时间，是从上午九时以后到下午三时以前。

风家，表解而不了了[1]者，十二日愈。

注[1]不了了：指身体还不轻爽。

【语译】 容易患太阳病中风证的人，表证解除以后，身体还感到不太轻爽，到十二天才会完全好。

病人身太[1]热，反欲得衣者，热在皮肤[2]，寒在骨髓[3]也；身大寒，反不欲近衣者，寒在皮肤，热在骨髓也。

注[1]太：通"大"。
[2]皮肤：指外表。
[3]骨髓：指内里。

【语译】 病人身体很热，反而想穿衣服的，是外表有热，内里有寒；病人身体怕寒，反而不想穿衣服的，是外表有寒，而内里有热。

太阳中风，阳浮而阴弱[1]，阳浮者，热自发，阴弱者，汗自出，啬啬恶寒[2]，淅淅恶风[3]，翕翕[4]发热，鼻鸣[5]干呕者，桂枝汤主之。方一。

桂枝三两,去皮　芍药三两　甘草二两,炙　生姜三两,切大枣十二枚,擘[6]

上五味，㕮咀[7]三味，以水七升，微火煮取三升，去滓，适寒温[8]，服一升。服已须臾[9]，啜[10]热稀粥一升余，以助药力。温覆令一时许，遍身漐漐[11]微似有汗者益佳，不可令如水流漓，病必不除。若一服汗出病差，停后服，不必尽剂。若不汗，更服依前法。又不汗，复服小促其间[12]。半日许，令三服尽。若病重者，一日一夜服，周时[13]观之。服一剂尽，病证犹在者，更作服。若汗不出，乃服至二三剂。禁生冷、粘滑、肉面、五辛[14]、酒酪[15]、臭恶[16]等物。

注[1]阳浮而阴弱:阳指脉浮取,阴指脉沉取。

[2]啬啬(sè 色)恶寒:畏缩怕冷的样子。

[3]淅淅(xī 吸)恶风:如冷水洒身,阵阵怕风寒的样子。

[4]翕翕(xī 吸):发热轻浅的样子。

[5]鼻鸣:因鼻塞乍通而出现的声音。

[6]擘(bāi 掰):用手将物裂开。

[7]㕮咀(fǔ jǔ 府举):本义为咀嚼。将生药于臼中捣碎,使如嚼碎
之状,故亦称之为"㕮咀"。

[8]适寒温:冷热适合。

[9]须臾:片刻时间。

[10]啜(chuò 绰):喝。

[11]漐漐:此指汗出极微,皮肤潮润的样子。

[12]小促其间:稍稍缩短服药的时间。

[13]周时:一昼夜满二十四小时,称周时。

[14]五辛:五种辛味的蔬菜。《天台戒疏》称:蒜、慈葱、兴渠、韭、
薤为五辛。此泛指有刺激味的蔬菜。

[15]酪:由动物乳汁炼成的食物。

[16]臭恶:指有特异气味或不良气味的食物。

【语译】 太阳中风证,脉轻取见浮而沉取见缓弱,脉浮就
要发热,脉弱就会自汗出,畏寒,怕风,轻微发热,鼻鸣,干呕
的,应当用桂枝汤治疗。

太阳病,头痛,发热,汗出,恶风,桂枝汤主之。方
二。用前第一方。

【语泽】 太阳病,有头痛,发热,出汗,恶风的证候,就应当
用桂枝汤治疗。

太阳病,项背强几几[1],反汗出恶风者,桂枝加葛
根汤主之。方三。

葛根四两　麻黄三两,去节　芍药二两　生姜三两,切　甘

草二两,炙　　大枣十二枚,擘　　桂枝二两,去皮

上七味,以水一斗,先煮麻黄、葛根,减二升,去上沫,内诸药,煮取三升,去滓。温服一升,覆取微似汗,不须啜粥,余如桂枝法将息[2]及禁忌。臣亿等谨按,仲景本论,太阳中风自汗用桂枝,伤寒无汗用麻黄,今证云汗出恶风,而方中有麻黄,恐非本意也。第三卷有葛根汤证,云无汗,恶风,正与此方同,是合用麻黄也。此云桂枝加葛根汤,恐是桂枝中但加葛根耳。

注[1]几几(jǐn 紧):通"挈挈",紧固拘牵不柔和的样子。成无己《注解伤寒论》云:"几几,音殊,短羽鸟飞几几也。"非。

　　[2]将息:调养,休息。

【语译】　太阳病,有项背拘紧不灵活,反见汗出怕风的,应当用桂枝加葛根汤治疗。

太阳病,下之后,其气上冲[1]者,可与桂枝汤。方用前法[2]。若不上冲者,不得与之。四。

注[1]气上冲:本阳之气尚能抗邪于表而未内陷,即表证仍存在。

　　[2]方用前法:指前条桂枝汤下的煎服法。

【语译】　太阳病,误下以后,太阳之气能抗邪于表而表证仍在的,可给用桂枝汤治疗,煎服方法同前。如果气不向上冲逆的,不可用桂枝汤。

太阳病三日,已发汗,若吐,若下,若温针,仍不解者,此为坏病,桂枝不中与之也。观其脉证,知犯何逆,随证治之。桂枝本为解肌[1],若其人脉浮紧,发热汗不出者,不可与之也。常须识[2]此,勿令误也。五。

注[1]解肌:解除肌表之邪。

　　[2]识(zhì 志):通"誌"铭记。

【语译】 太阳病三天，已经发汗，或用吐法，或用下法，或用温针疗法，病仍未愈，叫做"坏病"，不可再用桂枝汤治疗。应当审察病人的脉象和症状，了解治疗上犯了什么错误，再随证治疗。桂枝汤本来能解除肌表之邪，如果病人脉浮紧，发热无汗的，不可用桂枝汤治疗，要常常铭记这一点，不可有误。

若酒客[1]病，不可与桂枝汤，得之则呕，以酒客不喜甘故也。

注[1]酒客：平素常饮酒的人。

【语译】 如果酒客患病，不可用桂枝汤治疗，病人服下汤药以后就要呕吐，这是因为嗜酒的人不适应甜味的缘故。

喘家[1]，作桂枝汤，加厚朴杏子佳。六。

注[1]喘家：素有喘病的患者。

【语译】 素有喘病的人，患了太阳病中风证，用桂枝汤时要加厚朴，杏仁效果很好。

凡服桂枝汤吐者，其后必吐脓血也。

【语译】 凡服桂枝汤而发生呕吐的，以后可能会呕吐脓血。

太阳病，发汗，遂漏[1]不止，其人恶风，小便难，四肢微急[2]，难以屈伸者，桂枝加附子汤主之。方七。

桂枝三两,去皮　芍药三两　甘草三两,炙　生姜三两,切
大枣十二枚,擘　附子一枚,炮,去皮,破八片

上六味，以水七升，煮取三升，去滓，温服一升。本云[3]桂枝汤今加附子。将息如前法。

注[1]漏：渗漏，指汗出淋漓不能禁止。

[2]微急：轻度的拘急。

[3]本云：校勘语。即别本云，也称"旧云"。

【语译】 太阳病，发汗，以致汗出太过而淋漓不止，病人怕风，小便少而不畅，手足有轻微的拘急，屈伸不自如的，应当用桂枝加附子汤治疗。

太阳病，下之后，脉促[1]胸满者，桂枝去芍药汤主之。方八。促，一作纵。

桂枝三两,去皮　甘草二两,炙　生姜三两,切　大枣十二枚,擘

上四味，以水七升，煮取三升，去滓，温服一升。本云，桂枝汤今去芍药。将息如前法。

注[1]脉促："促"，急迫。即脉来急促，非指数时一止复来的"促脉"。

【语译】 太阳病，误下以后，出现脉来急促而胸中发闷的，应当用桂枝去芍药汤治疗。

若微寒者，桂枝去芍药加附子汤主之。方九。

桂枝三两,去皮　甘草二两,炙　生姜三两,切　大枣十二枚,擘　附子一枚,炮,去皮,破八片

上五味，以水七升，煮取三升，去滓，温服一升。本云，桂枝汤今去芍药，加附子。将息如前法。

【语译】 若是病人微觉怕冷的，应当用桂枝去芍药加附子汤治疗。

太阳病，得之八九日，如疟状[1]，发热恶寒，热多寒少，其人不呕，清便欲自可[2]，一日二三度[3]发。脉微缓者，为欲愈也；脉微而恶寒者，此阴阳俱虚，不可更发汗、更下、更吐也；面色反有热色[4]者，未欲解也，以其不能得小汗出，身必痒，宜桂枝麻黄各半汤。方十。

桂枝一两十六铢[5],去皮　芍药　生姜切　甘草炙　麻黄

各一两,去节　　大枣四枚,擘　　杏仁二十四枚,汤浸,去皮尖及两仁者

上七味,以水五升,先煮麻黄一二沸,去上沫,内诸药,毒取一升八合,去滓,温服六合。本云,桂枝汤三合,麻黄汤三合,并为六合,顿服。将息如上法。臣亿等谨按,桂枝汤方、桂枝、芍药、生姜各三两,甘草二两,大枣十二枚。麻黄汤方,麻黄三两,桂枝二两,甘草一两,杏仁七十个。今以算法约之,二汤各取三分之一,即得桂枝一两十六铢,芍药、生姜、甘草各一两,大枣四枚,杏仁二十三个零三分枚之一,收之得二十四个,合方。详此方乃三分之一,非各半也。宜云合半汤。

注[1]如疟状:指发热恶寒呈阵发性,发无定时,好似疟疾。
　　[2]清便欲自可:指大便尚正常。
　　[3]度:次、回。
　　[4]热色:面色潮红的样子。
　　[5]铢(zhū朱):汉代重要单位。二十四铢为一两。

【语译】　太阳病,已经八九天,像疟疾那样,发热恶寒,发热多而恶寒少,病人不呕,大便正常,一天发作二三次。脉来较前略和缓的,表明疾病将愈;脉象微弱而怕冷的,是表里皆虚,不可再发汗、攻下、涌吐等法治疗;反见有面红赤发热的,反映邪郁肌表而未能解除,这是因为病人没能得到小汗出,所以身体要出现瘙痒,宜用桂枝麻黄各半汤治疗。

太阳病,初服桂枝汤[1],反烦不解者,先刺风池、风府[2],却与[3]桂枝汤则愈。十一。用前第一方。
注[1]初服桂枝汤:桂枝汤煮取三升,分三次服。初服指第一次服一升。
　　[2]风池、风府:风池是足少阳经穴位,在项后发际陷中;风府是督脉经穴位,在项后入发际一寸处。
　　[3]却与:然后给予。

【语译】 太阳病，初服桂枝汤一升，反而出现烦热不解的，应先刺风池、风府穴，然后给服桂枝汤，病就会好。

服桂枝汤，大汗出，脉洪大者，与桂枝汤，如前法。若形似疟，一日再发者，汗出必解，宜桂枝二麻黄一汤。方十二。

桂枝_{一两十七铢，去皮} 芍药_{一两六铢} 麻黄_{十六铢，去节} 生姜_{一两六铢，切} 杏仁_{十六个。去皮尖} 甘草_{一两二铢，炙} 大枣_{五枚，擘}

上七味，以水五升，先煮麻黄一二沸，去上沫，内诸药，煮取二升，去滓，温服一升，日再服。本云，桂枝汤二分，麻黄汤一分，合为二升，分再服。今合为一方，将息如前法。 臣亿等谨按，桂枝汤方。桂枝、芍药、生姜各三两，甘草二两，大枣十二枚。麻黄汤方，麻黄三两，桂枝二两，甘草一两，杏仁七十个。今以算法约之，桂枝汤取十二分之五，即得桂枝、芍药、生姜各一两六铢，甘草二十铢，大枣五枚。麻黄汤取九分之二，即得麻黄十六铢，桂枝十铢三分铢之二，收之得十一铢，甘草五铢三分铢之一，收之得六铢，杏仁十五个九分枚之四，收之得十六个。二汤所取相合，即共得桂枝一两十七铢，麻黄十六铢，生姜、芍药各一两六铢，甘草一两二铢，大枣五枚，杏仁十六个，合方。

【语译】 服桂枝汤后，汗出太多，脉来洪大，可给桂枝汤，方法同前。如果出现发热怕冷好像疟疾那样，一天发作两次的，发汗就会好，宜用桂枝二麻黄一汤。

服桂枝汤，大汗出后，大烦渴不解，脉洪大者，白虎加人参汤主之。方十三。

知母_{六两} 石膏_{一斤，碎，绵裹} 甘草_{炙，二两} 粳米_{六合}

人参三两

上五味，以水一斗，煮米熟汤成，去滓，温服一升，日三服。

【语译】 服桂枝汤，大汗出以后，出现严重心烦和口渴，脉来洪大的，应当用白虎加人参汤治疗。

太阳病，发热恶寒，热多寒少。脉微弱者，此无阳也，不可发汗，宜桂枝二越婢一汤。方十四。

桂枝去皮 芍药 麻黄 甘草各十八铢，炙 大枣四枚，擘 生姜一两二铢，切 石膏二十四铢，碎，绵裹

上七味，以水五升，煮麻黄一二沸，去上沫，内诸药，煮取二升，去滓，温服一升。本云，当裁为越婢汤，桂枝汤合之，饮一升。今合为一方，桂枝汤二分，越婢汤一分臣亿等谨按：桂枝汤方：桂枝、芍药、生姜各三两，甘草二两，大枣十二枚。越婢汤方，麻黄二两，生姜三两，甘草二两，石膏半斤，大枣十五枚。今以算法约之，桂枝汤取四分之一，即得桂枝、芍药、生姜各十八铢，甘草十二铢，大枣三枚。越婢汤取八分之一，即得麻黄十八铢，生姜九铢，甘草六铢，石膏二十四铢，大枣一枚八分之七，弃之。二汤所取相合，即共得桂枝、芍药、甘草、麻黄各十八铢，生姜一两三铢，石膏二十四铢，大枣四枚，合方。旧云：桂枝三，今取四分之一，即当云桂枝二也。越婢汤方，见仲景杂方中，《外台秘要》一云起脾汤。

【语译】 太阳病，发热怕冷，发热多而恶寒少，宜用桂枝二越婢一汤治疗。如果脉见微弱的，这是阳气已虚的表现，就不可以发汗。

服桂枝汤，或下之，仍头项强痛，翕翕发热，无汗，心下满微痛，小便不利者，桂枝去桂加茯苓白术汤主之。方十五。

芍药三两　甘草二两,炙　生姜切　白术　茯苓各三两
大枣十二枚,擘

上六味,以水八升,煮取三升,去滓,温服一升,小便利则愈。本云,桂枝汤今去桂枝,加茯苓,白术。

【语译】 服用桂枝汤,或用下法治疗后,仍有头痛项强,轻微的发热,无汗,心下部满闷并微感疼痛,小便不利的,应当用桂枝去桂加茯苓白术汤治疗。

伤寒脉浮,自汗出,小便数,心烦,微恶寒,脚挛急,反与桂枝欲攻其表,此误也。得之便厥[1],咽中干,烦躁,吐逆者,作甘草干姜汤与之,以复其阳;若厥愈足温者,更作芍药甘草汤与之,其脚即伸;若胃气不和,谵语者,少与调胃承气汤;若重发汗,复加烧针者,四逆汤主之。方十六。

甘草干姜汤方
甘草四两,炙　干姜二两

上二味,以水三升,煮取一升五合,去滓,分温再服。

芍药甘草汤方
白芍药　甘草各四两,炙

上二味,以水三升,煮取一升五合,去滓,分温再服。

调胃承气汤方
大黄四两,去皮,清酒[2]洗　甘草二两,炙　芒硝半升

上三味,以水三升,煮取一升,去滓,内芒硝,更上火微煮令沸,少少温服之。

四逆汤方

甘草_{二两,炙}　干姜_{一两半}　附子_{一枚,生用,去皮,破八片}

上三味,以水三升,煮取一升二合,去滓,分温再服。强人可大附子一枚,干姜三两。

注[1]厥:手足逆冷。

[2]清酒:陈米酒。

【语译】　患伤寒病见脉浮,自汗出,小便次数多,心烦,微感怕冷,小腿痉挛拘急,反给桂枝汤发汗的,这是误治。服了桂枝汤便会出现手足逆冷,咽喉干燥,烦躁不安,呕吐上逆,这时需用甘草干姜汤治疗,以便恢复病人的阳气;如服药后手足由逆冷而转温,再服芍药甘草汤治疗,病人的小腿就能伸开;如果服药后胃气不和而出现谵语的,可服少量的调胃承气汤;如果再次发汗,又加用烧针误治而致亡阳的,应当用四逆汤治疗。

问曰:证象阳旦[1],按法治之而增剧,厥逆,咽中干,两胫拘急而谵语。师曰言夜半手足当温,两脚当伸,后如师言。何以知此?答曰:寸口脉浮而大,浮为风,大为虚,风则生微热,虚则两胫挛,病形象桂枝,因加附子参其间,增桂令汗出,附子温经,亡阳故也。厥逆咽中干,烦躁,阳明内结,谵语烦乱,更饮甘草干姜汤,夜半阳气还,两足当热,胫尚微拘急,重与芍药甘草汤,尔乃胫伸,以承气汤微溏,则止其谵语,故知病可愈。

注[1]阳旦:指阳旦汤,亦即桂枝汤。

【语译】　问:像桂枝汤的证候,按照太阳中风的方法治疗,病情反而加重,出现手足逆冷,咽喉干燥,两小腿拘急而且谵语。老师说到半夜手足就会转温，两小腿也能伸展自如。以后果然如老师所说的一样。老师怎么知道得这么清楚呢？答：寸口脉浮而又大，脉浮为中风，脉大为虚，中风则微发热，虚则会两小腿挛急，病情像桂枝证，应在桂枝汤中加入附子以温经扶阳，反而用桂枝汤令病人出汗，迫使阳气损伤，手足就会发凉而咽喉干燥，烦躁不安，阳明燥热内结，则会出现谵语，因此要先用甘草干姜汤治疗，到半夜阳气复还，两足就可温暖，对小腿仍微感拘急的，再用芍药甘草汤治疗，小腿就能伸展自如，用承气汤使大便微溏，就能止住谵语，根据这些进行治疗就可知道疾病会好。

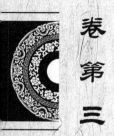
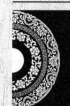

伤寒论

汉　张仲景述　晋　王叔和撰次

宋　林　亿校正

明　赵开美校刻

沈　琳同校

辨太阳病脉证并治中第六<small>合六十六法，方三十九首。并见太阳阳明合病法。</small>

【提要】　本篇主要论述了太阳伤寒表实无汗之麻黄汤证，及其加减证和禁忌证。兼述了太阳阳明合病之葛根汤证，补述了桂枝汤治疗杂病之荣卫不和的自汗出证。在论太阳经邪之后，又简述了蓄水于下之五苓散证；火郁于上之栀子豉汤证；少阳气郁兼三焦不畅之小柴胡汤证；热与血结之桃核承气汤证和抵当汤、丸证。更以太阳病误治后之变证，以五脏病为例论述了心阳虚心悸之桂枝甘草汤证、脾虚水气上冲之苓桂术甘汤证、邪热壅肺作喘之麻杏甘石汤证、肾阳虚水泛之真武汤证等。

统观全篇，所赅甚广：外则论荣卫之不和，内则论气血之失畅、上则论火郁胸膈，下则论水蓄膀胱，兼及五脏杂病证治。

太阳病，项背强几几，无汗恶风，葛根汤主之。第一。七味。

太阳阳明合病，必自利，葛根汤主之。第二。用第一方。一云，用后第四方。

太阳阳明合病，不下利，但呕者，葛根加半夏汤主之。第三。八味。

太阳病，桂枝证，医反下之，利不止，葛根黄芩黄连汤主之。第四。四味。

太阳病，头痛发热，身疼，恶风，无汗而喘者，麻黄汤主之。第五。四味。

太阳阳明合病，喘而胸满，不可下，宜麻黄汤主之。第六。用前第五方。

太阳病，十日以去，脉浮细而嗜卧者，外已解。设胸满痛，与小柴胡汤。脉但浮者，与麻黄汤。第七。用前第五方。小柴胡汤，七味。

太阳中风，脉浮紧，发热恶寒身疼痛，不汗出而烦躁者，大青龙汤主之。第八。七味。

伤寒，脉浮缓，身不疼，但重，乍有轻时，无少阴证，大青龙汤发之。第九。用前第八方。

伤寒表不解，心下有水气，干呕，发热而咳，小青龙汤主之。第十。八味，加减法附。

伤寒心下有水气，咳而微喘，小青龙汤主之。第十一。用前第十方。

太阳病，外证未解，脉浮弱者，当以汗解，宜桂枝汤。第十二。五味。

太阳病，下之微喘者，表未解，桂枝加厚朴杏子汤主之。第十三。七味。

太阳病，外证未解，不可下也，下之为逆，解外宜桂枝汤。第十四。用前第十二方。

太阳病，先发汗不解，复下之，脉浮者，当解外，宜桂枝汤。第十五。用前第十二方。

太阳病，脉浮紧无汗，发热身疼痛，八九日不解，表证在，发汗已，发烦，必衄，麻黄汤主之。第十六。用前第五方、下有太阳病，并二阳并病四证。

脉浮者，病在表，可发汗，宜麻黄汤。第十七。用前第五方。
一法用桂枝汤。

脉浮数者，可发汗，宜麻黄汤。第十八。用前第五方。

病常自汗出，荣卫不和也，发汗则愈，宜桂枝汤。第十九。
用前第十二方。

病人藏无他病，时自汗出，卫气不和也，宜桂枝汤。第
二十。用前第十二方。

伤寒脉浮紧，不发汗，因衄，麻黄汤主之。第二十一。用前
第五方。

伤寒不大便，六七日，头痛，有热，与承气汤。小便清者，
知不在里，当发汗，宜桂枝汤。第二十二。用前第十二方。

伤寒发汗解半日许，复热烦，脉浮数者，可更发汗，宜桂枝
汤。第二十三。用前第十二方。下别有三病证。

下之后，复发汗，昼日烦躁不得眠，夜而安静，不呕不渴，
无表证，脉沉微者，干姜附子汤主之。第二十四。二味。

发汗后，身疼痛，脉沉迟者，桂枝加芍药生姜各一两人参三
两新加汤主之。第二十五。六味。

发汗后，不可行桂枝汤。汗出而喘，无大热者，可与麻黄杏
子甘草石膏汤。第二十六。四味。

发汗过多，其人叉手自冒心，心悸欲得按者，桂枝甘草汤主
之。第二十七。二味。

发汗后，脐下悸，欲作奔豚，茯苓桂枝甘草大枣汤主之。第
二十八。四味。下有作甘烂水法。

发汗后，腹胀满者，厚朴生姜半夏甘草人参汤主之。第
二十九。五味。

伤寒吐下后，心下逆满，气上冲胸，头眩，脉沉紧者，茯苓
桂枝白术甘草汤主之。第三十。四味。

发汗病不解，反恶寒者，虚故也，芍药甘草附子汤主之。第
三十一。三味。

发汗若下之，不解，烦躁者，茯苓四逆汤主之。第三十二。五味。

发汗后恶寒，虚故也，不恶寒。但热者，实也，与调胃承气汤。第三十三。三味。

太阳病，发汗后，大汗出，胃中干躁，不能眠，欲饮水，小便不利者，五苓散主之。第三十四。五味，即猪苓散是。

发汗已，脉浮数，烦渴者，五苓散主之。第三十五。用前第三十四方。

伤寒汗出而渴者，五苓散；不渴者，茯苓甘草汤主之。第三十六。四味。

中风发热，六七日不解而烦，有表里证，渴欲饮水，水入则吐，名曰水逆，五苓散主之。第三十七。用前第三十四方。下别有三病证。

发汗吐下后，虚烦不得眠，心中懊恼，栀子豉汤主之。若少气者，栀子甘草豉汤主之。若呕者，栀子生姜豉汤主之。第三十八。栀子豉汤二味。栀子甘草豉汤、栀子生姜豉汤，并三味。

发汗，若下之，烦热，胸中窒者，栀子豉汤主之。第三十九。用上初方。

伤寒五六日，大下之，身热不去，心中结痛者，栀子豉汤主之。第四十。用上初方。

伤寒下后，心烦腹满，卧起不安者，栀子厚朴汤主之。第四十一。三味。

伤寒，医以丸药下之，身热不去，微烦者，栀子干姜汤主之。第四十二。二味。下有不可与栀子汤一证。

太阳病，发汗不解，仍发热、心下悸，头眩，身𥆧，真武汤主之。第四十三。五味。下有不可汗五证。

汗家重发汗、必恍惚心乱，禹余粮丸主之。第四十四。方本阙。下有吐虬、先汗下二证。

伤寒，医下之，清谷不止，身疼痛，急当救里。后身疼痛，清便自调，急当救表。救里宜四逆汤，救表宜桂枝汤。第四十五。桂枝汤用前第十二方。四逆汤三味。

太阳病未解，脉阴阳俱停，阴脉微者，下之解，宜调胃承气汤。第四十六。用前第三十三方。一云，用大柴胡汤。前有太阳病一证。

太阳病，发热汗出，荣弱卫强，故使汗出。欲救邪风，宜桂枝汤。第四十七。用前第十二方。

伤寒五六日，中风，往来寒热，胸胁满，不欲食，心烦喜呕者，小柴胡汤主之。第四十八。再见柴胡汤，加减法附。

血弱气尽，腠理开，邪气因入，与正气分争，往来寒热，休作有时，小柴胡汤主之。第四十九。用前方。渴者属阳明证附，下有柴胡不中与一证。

伤寒四五日，身热恶风，项强，胁下满，手足温而渴者，小柴胡汤主之。第五十。用前方。

伤寒阳脉涩，阴脉弦，法当腹中急痛，先与小建中汤。不差者，小柴胡汤主之。第五十一。用前方。小建中汤六味。下有呕家不可用建中汤，并服小柴胡汤一证。

伤寒二三日，心中悸而烦者，小建中汤主之。第五十二。用前第五十一方。

太阳病，过经十余日，反二三下之，后四五日，柴胡证仍在，微烦者，大柴胡汤主之。第五十三。加大黄，八味。

伤寒十三日不解，胸胁满而呕，日晡发潮热，柴胡加芒硝汤主之。第五十四。八味。

伤寒十三日，过经谵语者，调胃承气汤主之。第五十五。用前第三十二方。

太阳病不解，热结膀胱，其人如狂，宜桃核承气汤。第五十六。五味。

伤寒八九日，下之，胸满烦惊，小便不利，谵语，身重者，柴胡加龙骨牡蛎汤主之。第五十七。十二味。

伤寒腹满谵语，寸口脉浮而紧，此肝乘脾也，名曰纵，刺期门。第五十八。

伤寒发热,啬啬恶寒,大渴欲饮水,其腹必满,自汗出,小便利,此肝乘肺也,名曰横,刺期门。第五十九。下有太阳病二证。

伤寒脉浮,医火劫之,亡阳,必惊狂,卧起不安者,桂枝去芍药加蜀漆牡蛎龙骨救逆汤主之。第六十。七味。下有不可火五证。

烧针被寒,针处核起,必发奔豚气,桂枝加桂汤主之。第六十一。五味。

火逆下之,因烧针烦躁者,桂枝甘草龙骨牡蛎汤主之。第六十二。四味。下有太阳四证。

太阳病,过经十余日,温温欲吐,胸中痛,大便微溏,与调胃承气汤。第六十三。用前第三十三方。

太阳病,六七日,表证在,脉微沉,不结胸,其人发狂,以热在下焦,少腹满,小便自利者,下血乃愈,抵当汤主之。第六十四。四味。

太阳病,身黄,脉沉结,少腹鞭,小便自利,其人如狂者,血证谛也,抵当汤主之。第六十五。用前方。

伤寒有热,少腹满,应小便不利,今反利者,有血也,当下之,宜抵当丸。第六十六。四味。下有太阳病一证。

太阳病,项背强几几,无汗恶风,葛根汤主之。方一。

葛根四两　麻黄三两,去节　桂枝二两,去皮　生姜三两,切
甘草二两,炙　芍药二两　大枣十二枚,擘

上七味,以水一斗,先煮麻黄、葛根,减二升,去白沫,内诸药,煮取三升,去滓,温服一升,覆取微似汗,余如桂枝法将息及禁忌。诸汤皆仿此。

【语译】　太阳病,项部和背部拘紧不灵活,无汗怕风,应当

用葛根汤治疗。

太阳与阳明合病[1]者，必自下利，葛根汤主之。方二。用前第一方。一云，用后第四方。

注[1]合病：二阳或三阳同时受邪而发病。本论用"合病"，计有太阳阳明合病三条，太阳少阳合病一条，三阳合病两条。

【语译】 太阳和阳明两经同时发病，大便必定会自下利，应当用葛根汤治疗。

太阳与阳明合病，不下利，但呕者，葛根加半夏汤主之。方三。

葛根四两　麻黄三两,去节　甘草二两,炙　芍药二两　桂枝二两,去皮　生姜二两,切　半夏半升,洗　大枣十二枚,擘

上八味，以水一斗，先煮葛根、麻黄，减二升，去白沫，内诸药，煮取三升，去滓，温服一升。覆取微似汗。

【语译】 太阳和阳明两经同时发病，不下利，只是呕吐的，应当用葛根加半夏汤治疗。

太阳病，桂枝证，医反下之，利遂不止，脉促者，表未解也，喘而汗出者，葛根黄芩黄连汤主之。方四。促，一作纵。

葛根半斤　甘草二两,炙　黄芩三两　黄连三两

上四味，以水八升，先煮葛根，减二升，内诸药，煮取二升，去滓，分温再服。

【语译】 太阳病，是桂枝汤证，医生反而用攻下法，于是就下利不止。脉急促的，是表证未解。喘而出汗的，应当用葛根黄芩黄连汤治疗。

太阳病，头痛发热，身疼腰痛，骨节疼痛，恶风无汗

而喘者,麻黄汤主之。方五。

麻黄三两,去节　桂枝二两,去皮　甘草一两,炙　杏仁七十个,去皮尖

上四味,以水九升,先煮麻黄,减二升,去上沫,内诸药,煮取二升半,去滓,温服八合。覆取微似汗,不须啜粥,余如桂枝法将息。

【语译】　太阳病,头痛发热,身体疼痛和腰痛,骨节疼痛,怕风无汗而喘的,应当用麻黄汤治疗。

太阳与阳明合病,喘而胸满者,不可下,宜麻黄汤。六。用前第五方。

【语译】　太阳和阳明同时发病,气喘而胸中满闷的,不可攻下,宜用麻黄汤。

太阳病,十日以去,脉浮细而嗜卧[1]者,外已解也。设胸满胁痛者,与小柴胡汤。脉但浮者,与麻黄汤。七。用前第五方。

小柴胡汤方

柴胡半斤　黄芩　人参　甘草炙　生姜各三两,切　大枣十二枚,擘　半夏半升,洗

上七味,以水一斗二升,煮取六升,去滓,再煎[2]取三升,温服一升,日三服。

注[1]嗜卧:喜欢卧床。

[2]煎:将液汁加热浓缩。

【语译】　太阳病,十日已过,脉浮细而喜欢静卧的,是表证已经解除。假设胸满胁痛的,可给小柴胡汤。脉只见浮象的,可给麻黄汤。

太阳中风[1]，脉浮紧，发热恶寒，身疼痛，不汗出而烦躁者，大青龙汤主之。若脉微弱，汗出恶风者，不可服之。服之则厥逆[2]，筋惕肉瞤[3]，此为逆也。大青龙汤方。八。

麻黄六两，去节　　桂枝二两，去皮　　甘草二两，炙　　杏仁四十枚，去皮尖　　生姜三两，切　　大枣十枚，擘　　石膏如鸡子大，碎

上七味，以水九升，先煮麻黄，减二升，去上沫，内诸药，煮取三升，去滓，温服一升，取微似汗。汗出多者，温粉[4]粉之[5]。一服汗者，停后服。若复服，汗多亡阳遂—作逆虚，恶风烦躁，不得眠也。

注[1]太阳中风：指太阳经感受风寒邪气，非指太阳中风证。

[2]厥逆：四肢冰凉。

[3]筋惕肉瞤：筋肉跳动。"惕"，音替。"瞤"，音顺。两字义近，皆指抽动。

[4]温粉：炒温的米粉。

[5]粉之：敷之，扑之。"粉"用如动词。

【语译】　太阳经感受了风寒，出现脉浮紧，发热恶寒，身体疼痛，因不及时发汗而使病人烦躁不安的，应当用大青龙汤治疗。如果脉微弱，汗出怕风的，就不可服用大青龙汤，服后就要发生四肢厥冷，筋肉抽掣跳动，这是误治造成的逆证。

伤寒脉浮缓，身不疼但重，乍[1]有轻时，无少阴证[2]者，大青龙汤发之。九。用前第八方。

注[1]乍：忽然。

[2]无少阴证：无少阴阳虚阴盛的证候。

【语译】　伤寒脉浮缓，身体不疼痛而只是感到沉重，偶尔也有减轻的时候，又无少阴病的寒证，要用大青龙汤发越邪气。

伤寒表不解，心下有水气[1]，干呕发热而咳，或渴，

或利，或噎，或小便不利、少腹满，或喘者，小青龙汤主之。方十。

麻黄去节　芍药　细辛　干姜　甘草炙　桂枝各三两，去皮　五味子半升　半夏半升，洗

上八味，以水一斗，先煮麻黄，减二升，去上沫，内诸药，煮取三升，去滓，温服一升。若渴，去半夏，加栝楼根三两；若微利，去麻黄，加荛花，如一鸡子，熬[2]令赤色；若噎者，去麻黄，加附子一枚，炮；若小便不利，少腹满者，去麻黄，加茯苓四两；若喘，去麻黄，加杏仁半斤，去皮尖。且荛花不治利，麻黄主喘，今此语反之，疑非仲景意。臣亿等谨按小青龙汤，大要治水。又按《本草》，荛花下十二水，若水去，利则止也。又按《千金》，形肿者应内麻黄，乃内杏仁者，以麻黄发其阳故也。以此证之，岂非仲景意也。

注[1]心下有水气：胃脘部有水饮之邪。

　[2]熬：炒、烘、焙。

【语译】　伤寒表证未能解除，心下停有水饮，以致出现干呕，发热而咳嗽，或有口渴，或有大便下利，或见咽部噎塞，或有小便不利，少腹胀满，或气喘的，应当用小青龙汤治疗。

伤寒心下有水气，咳而微喘，发热不渴。服汤已渴者，此寒去欲解也。小青龙汤主之。十一。用前第十方。

【语译】　伤寒心下停有水饮寒气，以致咳嗽微喘，发热而口不渴，应当用小青龙汤治疗。服用小青龙汤以后见到口渴的，这是寒饮已消而病将要痊愈的现象。

太阳病，外证[1]未解，脉浮弱者，当以汗解，宜桂枝

汤。方十二。

桂枝去皮　芍药　生姜各三两,切　甘草二两,炙　大枣十二枚,擘

上五味,以水七升,煮取三升,去滓,温服一升。须臾啜热稀粥一升,助药力,取微汗。

注[1]外证:表证。

【语译】　太阳病,表证尚未解除,脉浮弱的,应当用汗法解表,宜用桂枝汤治疗。

太阳病,下之微喘者,表未解故也,桂枝加厚朴杏子汤主之。方十三。

桂枝三两,去皮　甘草二两,炙　生姜三两,切　芍药三两　大枣十二枚,擘　厚朴二两,炙,去皮　杏仁五十枚,去皮尖

上七味,以水七升,微火煮取三升,去滓,温服一升,覆取微似汗。

【语译】　太阳病,攻下以后出现轻微的气喘,是表邪未解除的缘故,应当用桂枝加厚朴杏子汤治疗。

太阳病,外证未解,不可下也,下之为逆,欲解外者,宜桂枝汤。十四。用前第十二方。

【语译】　太阳病,表证未解,不可攻下,此时攻下是错误的,要解除表证,宜用桂枝汤治疗。

太阳病,先发汗不解,而复下之,脉浮者不愈。浮为在外,而反下之,故令不愈。今脉浮,故在外,当须解外则愈,宜桂枝汤。十五。用前第十二方。

【语译】　太阳病,先发汗表证未解,又改用下法治疗,如果脉仍见浮象是表证未愈。因为脉浮是病在表,反而用攻下法,

所以病不会愈。现在脉仍浮，所以知道病还在表，应当还用解表法病就会好，宜用桂枝汤。

太阳病，脉浮紧，无汗，发热，身疼痛，八九日不解，表证仍在，此当发其汗。服药已微除，其人发烦目瞑[1]，剧者必衄，衄乃解。所以然者，阳气重[2]故也。麻黄汤主之。十六。用前第五方。

注[1]目瞑(míng 明)：本谓闭目。此引申为视物不清。

[2]阳气重：阳邪郁遏太重。

【语译】 太阳病，脉浮紧，不出汗，发热，身体疼痛，八九日不见好转，表证仍然存在，这就要发汗，应当用麻黄汤治疗。服麻黄汤以后证情稍有减轻，但病人却出现了发烦和两眼视物不清的症状，严重的还会出现衄血，衄血病就会好。所以如此，是因为阳热邪气郁遏太重的缘故。

太阳病，脉浮紧，发热，身无汗，自衄者，愈。

【语译】 太阳病，脉浮紧，发热，身体没有汗，如果见到鼻出血的，病就会自愈。

二阳并病[1]，太阳初得病时，发其汗，汗先出不彻，因转属[2]阳明，续自微汗出，不恶寒。若太阳病证不罢者，不可下，下之为逆，如此可小发汗。设面色缘缘正赤[3]者，阳气怫郁[4]在表，当解之熏之。若发汗不彻，不足言，阳气怫郁不得越，当汗不汗，其人躁烦，不知痛处，乍在腹中，乍在四肢，按之不可得，其人短气，但坐[5]以汗出不彻故也，更发汗则愈。何以知汗出不彻？以脉涩故知也。

注[1]并病：一经病未解，他经又病，二经病证有先后次第之分的，叫并病。

[2]转属：病邪全部转入他经，又叫传经。

[3]缘缘正赤：满面通红的样子。

[4]怫(fú 佛)郁：忧郁，郁闷。此引申为阳气被外邪所抑郁。

[5]但坐：只是由于。但，只是。坐，因为，由于。

【语译】 太阳和阳明并病，太阳病初得的时候，用发汗法治疗，但汗出的不透彻，因而病邪由太阳转属阳明，继而微微自汗，不恶寒。如果太阳病证还未停止的，是不可以攻下的，攻下是错误，此时可以稍稍发一点小汗。如果病人满面通红，是邪热壅遏在肌表，应当用发汗药或熏法治疗。如果发汗不透彻也就不起什么作用，表邪仍会遏郁而不能透出，这种应当出汗而又不出汗的，可使病人产生躁烦不安，不知痛在何处，忽然在腹部，忽然又窜到四肢，用手按摸也找不到具体的部位，病人感到气息短促，这都是因为发汗不透彻的缘故，需要再次发汗就会好。怎么知道是汗出得不透彻呢？因为脉来涩滞而不流利，所以才知道的。

脉浮数者，法[1]当汗出而愈。若下之，身重心悸[2]者，不可发汗，当自汗出乃[3]解。所以然者，尺中脉微，此里虚，须[4]表里实，津液自和，便自汗出愈。

注[1]法：按道理。

[2]悸：心跳不安。

[3]乃：此作"而"讲。

[4]须：等待。

【语译】 脉浮数的，按道理应当发汗病就会好。如果误攻下，出现身体沉重和心跳不安的，就不可再发汗，应当自汗出而病可愈。所以这样，是因为尺脉微，属于里虚。须待表里正气恢复，津液调和，就会自然汗出而病愈。

脉浮紧者，法当身疼痛，宜以汗解之。假令尺中迟者，不可发汗。何以知然？以荣气不足，血少故也。

【语译】 脉浮紧的,按道理应当身体疼痛,宜用发汗法解除表邪。假使尺脉见迟,就不能发汗。怎么知道不能发汗呢?因为病人荣气不足,津血虚少的缘故。

脉浮者,病在表,可发汗,宜麻黄汤。十七。用前第五方,法用桂枝汤。

【语译】 脉浮的,是病在表,可以发汗,宜用麻黄汤。

脉浮而数者,可发汗,宜麻黄汤。十八。用前第五方。

【语译】 脉浮而数的,可以发汗,宜用麻黄汤。

病常自汗出者,此为荣气和[1],荣气和者,外不谐[2],以卫气不共[3]荣气谐和故尔。以荣行脉中,卫行脉外。复发其汗,荣卫和则愈。宜桂枝汤。十九。用前第十二方。

注[1]荣气和:营气平和。荣气,即营气。和,平和。

[2]谐:协调。

[3]共:"同"的意思。

【语译】 病人常常自汗出的,这是荣气调和,在里的荣气虽然调和,但在外的卫气不协调,这是卫气不与荣气互相协调的缘故。因为荣气行于脉中,卫气行于脉外。需要再发汗,使荣气和卫气协调病就会痊愈。宜用桂枝汤。

病人藏无他病,时发热,自汗出,而不愈者,此卫气不和也。先其时发汗则愈,宜桂枝汤。二十。用前第十二方。

【语译】 病人内脏没有其他疾病,可是有时候就发热,自汗出,而且一直不愈,这是卫气不调和。应当在发热自汗出之前先发汗,病就会痊愈,宜用桂枝汤。

伤寒脉浮紧，不发汗，因致衄者，麻黄汤主之。二十一。用前第五方。

【语译】 伤寒脉浮紧，由于不及时发汗，以致发生鼻衄的，应当用麻黄汤治疗。

伤寒不大便六七日，头痛有热者，与承气汤。其小便清者—云大便青。知不在里，仍在表也，当须发汗。若头痛者，必衄。宜桂枝汤。二十二。用前第十二方。

【语译】 伤寒不大便已六七天，头痛发热的，可给承气汤治疗。如果病人小便色清的，知道病不在里，仍然在表，应当发汗，宜用桂枝汤。如果见有头痛的，可能会鼻出血。

伤寒发汗已解，半日许复烦，脉浮数者，可更发汗，宜桂枝汤。二十三。用前第十二方。

【语译】 伤寒发汗后病已解除，过半日左右又感到心烦，脉浮数的，可以再次发汗，宜用桂枝汤。

凡病若发汗、若吐、若下、若亡血、亡津液，阴阳自和者，必自愈。

【语译】 一切疾病或是发汗、或是涌吐、或是攻下，于是损伤了阴血，伤耗了津液的，只要体内阴阳之气能趋于调和，病就可自愈。

大下之后，复发汗，小便不利者，亡津液故也。勿治之，得小便利，必自愈。

【语译】 用药大攻下以后，又用发汗药，以致小便不通利的，是因为耗伤了津液的缘故。不要去治疗小便不利，等待津液恢复，小便自然通利时，一定会痊愈。

下之后，复发汗，必振寒[1]，脉微细。所以然者，以内外俱虚故也。

注[1]振寒：畏寒怕冷而身体颤抖，即寒战。

【语译】 攻下以后，又发汗，必然会出现寒战，脉见微细。所以会这样，是因为表里阳气俱虚的缘故。

下之后，复发汗，昼日烦躁不得眠，夜而安静，不呕，不渴，无表证，脉沉微，身无大热者，干姜附子汤主之。方二十四。

干姜一两　附子一枚，生用，去皮，切八片

上二味，以水三升，煮取一升，去滓，顿服。

【语译】 攻下以后，又发汗，出现白天烦躁而不能安眠，夜间比较安静，不呕吐，不口渴，没有表证，脉象沉微，身体发热不严重，应当用干姜附子汤治疗。

发汗后，身疼痛，脉沉迟者，桂枝加芍药生姜各一两人参三两新加汤主之。方二十五。

桂枝三两，去皮　芍药四两　甘草二两，炙　人参三两　大枣十二枚，擘　生姜四两

上六味，以水一斗二升，煮取三升，去滓，温服一升。本云，桂枝汤今加芍药生姜人参。

【语译】 发汗以后，身体疼痛，脉沉迟的，应当用桂枝加芍药生姜各一两人参三两新加汤治疗。

发汗后，不可更行[1]桂枝汤，汗出而喘，无大热者，可与麻黄杏仁甘草石膏汤。方二十六。

麻黄四两，去节　杏仁五十个，去皮尖　甘草二两，炙　石膏半斤，碎，绵裹

上四味，以水七升，煮麻黄，减二升，去上沫，内诸药，煮取二升，去滓，温服一升。本云，黄耳杯[2]。

注[1]更行：再用。

[2]黄耳杯："耳杯"是古代饮器，亦称"羽觞"，椭圆形，多为铜制，故得此名，实容量为一升。

【语译】 发汗以后，不可再用桂枝汤，如果见汗出而喘，发热不大的，可给麻黄杏仁甘草石膏汤。

发汗过多，其人叉手自冒心[1]，心下悸，欲得按者，桂枝甘草汤主之。方二十七。

桂枝四两，去皮　甘草二两，炙

上二味，以水三升，煮取一升，去滓，顿服。

注[1]叉手自冒心：两手交叉，重叠地按在自己的胸前。

【语译】 发汗过多，病人双手交叉地放在心窝部，因心下悸动，喜欢用手按压才舒适的，应当用桂枝甘草汤治疗。

发汗后，其人脐下悸者，欲作奔豚[1]，茯苓桂枝甘草大枣汤主之。方二十八。

茯苓半斤　桂枝四两，去皮　甘草二两，炙　大枣十五枚，擘

上四味，以甘澜水[2]一斗，先煮茯苓，减二升，内诸药，煮取三升，去滓，温服一升，日三服。

作甘澜水法，取水二斗，置大盆内，以杓扬之。水上有珠子五六千颗相逐，取用之。

注[1]奔豚：病证名。患者自觉有气由小腹冲向心胸，有如小猪奔跑之状，故称奔豚。

[2]甘澜水：又名"涝水"。将水扬数遍，意在去其水寒之性而不助水邪。

【语译】 发汗以后，病人感到脐下跳动，这是将要发生奔

豚病的先兆,应当用茯苓桂枝甘草大枣汤治疗。

发汗后,腹胀满者,厚朴生姜半夏甘草人参汤主之。方二十九。

厚朴半斤,炙,去皮　生姜半斤,切　半夏半升,洗　甘草二两　人参一两

上五味,以水一斗,煮取三升,去滓,温服一升,日三服。

【语译】 发汗以后,腹部胀满的,应当用厚朴生姜甘草半夏人参汤治疗

伤寒若吐、若下后,心下逆满,气上冲胸,起则头眩[1],脉沉紧,发汗则动经[2],身为振振[3]摇者,茯苓桂枝白术甘草汤主之。方三十。

茯苓四两　桂枝三两,去皮　白术　甘草各二两,炙

上四味,以水六升,煮取三升,去滓,分温三服。

注[1]眩:目眩,即目视如悬物摇动不定。

[2]动经:伤动经脉,失其所养。

[3]振振:动摇不定的样子。

【语译】 伤寒或用催吐、或用攻下以后,感到胸脘部气逆胀满,好像有气向胸膈上冲,起立就头目眩晕,脉象沉紧,再发汗就损伤了经脉之气,使身体战栗动摇不稳,应当用茯苓桂枝白术甘草汤治疗。

发汗,病不解,反恶寒者,虚故也,芍药甘草附子汤主之。方三十一。

芍药　甘草各三两,炙　附子一枚,炮,去皮,破八片

上三味,以水五升,煮取一升五合,去滓,分温三

服。疑非仲景方。

【语译】 发汗，病没有好，反而怕冷了，是虚的缘故，应当用芍药甘草附子汤治疗。

发汗，若下之，病仍不解，烦躁者，茯苓四逆汤主之。方三十二。

茯苓四两 人参一两 附子一枚,生用,去皮,破八片 甘草二两,炙 干姜一两半

上五味，以水五升，煮取三升，去滓，温服七合，日二服。

【语译】 发汗，或者攻下，病仍不好转，又增加了烦躁的，应当用茯苓四逆汤治疗。

发汗后恶寒者，虚故也。不恶寒，但热者，实也。当和胃气，与调胃承气汤。方三十三。《玉函》云,与小承气汤。

芒硝半升 甘草二两,炙 大黄四两,去皮,清酒洗

上三味，以水三升，煮取一升，去滓，内芒硝，更煮两沸，顿服。

【语译】 发汗后出现恶寒，这是阳气虚的缘故。如果不恶寒，只发热，这是里有实邪的表现。应该调和胃气，给用调胃承气汤。

太阳病，发汗后，大汗出，胃中干，烦躁不得眠，欲得饮水者，少少与饮之，令胃气和则愈。若脉浮，小便不利，微热消渴[1]者，五苓散主之。方三十四。即猪苓散是。

猪苓十八铢,去皮 泽泻一两六铢 白术十八铢 茯苓十八铢

桂枝半两,去皮

上五味,捣为散,以白饮[2]和服方寸匕[3],日三服,多饮暖水,汗出愈。如法将息。

注[1]消渴:指口渴喜饮水而不解的证候。非指多饮、多食、多尿的消渴病。

[2]白饮:白米饮,即白米汤。

[3]方寸匕:古代量药的器具,如用今时的药匙。中国计量科学研究院《中国古代度量衡图录》考:秦汉一寸约为今之二点三厘米,由此可知"方寸匕"即边长约为二点三厘米的方形药匙。

【语译】 太阳病,发汗以后,大汗出,使胃中干燥,以致烦躁不得安眠,如果想饮水,可少量给一点水喝,使胃气调和病就好了。如果脉浮,小便不利,微有发热,口渴饮水不止的,应当用五苓散治疗。

发汗已,脉浮数,烦渴[1]者,五苓散主之。三十五。

用前第三十四方。

注[1]烦渴:渴得厉害。烦,甚。

【语译】 已经发过汗,脉象仍浮数,又见烦渴的,应当用五苓散治疗。

伤寒汗出而渴者,五苓散主之;不渴者,茯苓甘草汤主之。方三十六。

茯苓二两　桂枝二两,去皮　甘草一两,炙　生姜三两,切

上四味,以水四升,煮取二升,去滓,分温三服。

【语译】 伤寒汗出后见口渴的,应当用五苓散治疗;如果汗出而不口渴的,应当用茯苓甘草汤治疗。

中风发热,六七日不解而烦,有表里证[1],渴欲饮水,水入则吐者,名曰水逆,五苓散主之。三十七。用前

第三十四方。

注[1]有表里证：表证指太阳证，里证指蓄水证，此指二者同时存在的病证。

【语译】 太阳中风发热，六七日不愈而心烦，有表证和在里的水饮证，口渴想喝水，但喝了就要呕吐的，名叫"水逆证"，应当用五苓散治疗。

未持脉[1]时，病人手叉自冒心，师因教试令咳，而不咳者，此必两耳聋无闻也。所以然者，以重发汗，虚故如此。发汗后，饮水多必喘，以水灌[2]之亦喘。

注[1]持脉：以手切脉。持，拿着的意思。

[2]灌：指洗浴。

【语译】 未诊脉时，病人两手交叉复按在自己的心胸部，医生试行叫病人咳嗽，如果他不咳嗽，这必是两耳已聋而听不到声音。所以这样，是因为发汗太过导致病人体虚的缘故。发汗以后，饮水过多必然会喘，用水浇洗身体的也会喘。

发汗后，水药不得入口为逆，若更发汗，必吐下不止。发汗吐下后，虚烦[1]不得眠，若剧者，必反复颠倒，音到，下同。心中懊憹[2]，上乌浩，下奴冬切，下同。栀子豉汤主之；若少气者，栀子甘草豉汤主之；若呕者，栀子生姜豉汤主之。三十八。

栀子豉汤方

栀子十四个，擘　香豉四合，绵裹

上二味，以水四升，先煮栀子，得二升半，内豉，煮取一升半，去滓，分为二服，温进一服，得吐者，止后服。

栀子甘草豉汤方

栀子十四个，擘　甘草三两，炙　香豉四合，绵裹上三味，以水四升，先煮栀子、甘草，取二升半，内豉，煮取一升半，去滓，分二服，温进一服，得吐者，止后服。

栀子生姜豉汤方

栀子十四个，擘　　生姜三两　　香豉四合，绵裹

上三味，以水四升，先煮栀子、生姜，取二升半，内豉，煮取一升半，去滓。分二服，温进一服，得吐者，止后服。

注[1]虚烦：邪热乘虚客于胸中而引起的心烦证，称虚烦。

[2]懊憹（ào náo 奥挠）：烦闷殊甚，心乱极不安宁。

【语译】　发汗以后，水和药都不能入口，这是误治引起的逆证。如果再次发汗，必将引起呕吐和下利不止。用发汗涌吐攻下以后，病人虚烦而不能安眠，严重的，病人在床上反复转侧不能安卧，心中烦乱极甚而难以忍受，应当用栀子豉汤治疗；如果感到气短，应当用栀子甘草豉汤治疗；如果出现呕吐，应当用栀子生姜豉汤治疗。

发汗若下之，而烦热胸中窒者，栀子豉汤主之。三十九。用上初方。

【语译】　发汗或者攻下，出现心中烦热和胸膈堵塞不舒的，应当用栀子豉汤治疗。

伤寒五六日，大下之后，身热不去，心中结痛[1]者，未欲解也，栀子豉汤主之。四十。用上初方。

注[1]结痛：胸中火郁结滞而作痛。

【语译】　伤寒五六日，用峻下药攻下以后，身体发热仍不退，胸中感到堵塞而疼痛的，是病未愈，应当用栀子豉汤治疗。

伤寒下后，心烦腹满，卧起不安者，栀子厚朴汤主

之。方四十一。

栀子+四个,擘　厚朴四两,炙,去皮　枳实四枚,水浸,炙令黄

上三味,以水三升半,煮取一升半,去滓,分二服,温进一服,得吐者,止后服。

【语译】　伤寒泻下后,心中烦闷和腹部胀满,坐卧都不安宁的,应当用栀子厚朴汤治疗。

伤寒,医以丸药大下之,身热不去,微烦者,栀子干姜汤主之。方四十二。

栀子+四个,擘　干姜二两

上二味,以水三升半,煮取一升半,去滓,分二服,温进一服,得吐者,止后服。

【语译】　伤寒,医生用丸药峻下以后,身体发热不退,微有心烦的,应当用栀子干姜汤治疗。

凡用栀子汤,病人旧微溏者,不可与服之。

【语译】　凡使用栀子汤,病人平素大便是稀溏的,就不可服用。

太阳病发汗,汗出不解,其人仍发热,心下悸,头眩,身瞤动[1],振振欲擗[2]—作僻。地者,真武汤主之。方四十三。

茯苓　芍药　生姜各三两,切　白术二两　附子一枚,炮,去皮,破八片

上五味,以水八升,煮取三升,去滓,温服七合,日三服。

注[1]身瞤动:全身筋肉跳动。

[2]振振欲擗地:肢体颤动而要摔倒在地上。

【语译】 太阳病经过发汗,汗出后病不除,病人仍有发热,观心下跳动,头目眩晕,全身筋肉跳动,身体颤抖不稳而要摔倒的,应当用真武汤治疗。

咽喉干燥者,不可发汗。

【语译】 咽喉干燥的人,不可以发汗。

淋家[1],不可发汗,发汗必便血。

注[1]淋家:素患小便淋沥的病人。

【语译】 素患小便淋沥不畅的病人,不可发汗,误发其汗就会便血。

疮家[1],虽身疼痛,不可发汗,汗出则痉。

注[1]疮家:素患疮疡的病人。

【语译】 素患疮疡的人,虽然有身体疼痛,不可发汗,误发汗就会出现痉证。

衄家[1],不可发汗,汗出必额上陷,脉急紧,直视不能眴[2],音唤,又胡绢切,下同。一作瞬。不得眠。

注[1]衄家:素患鼻衄的人。

[2]直视不能眴(shùn 舜):两目呆滞而不能转动。

【语译】 素患鼻衄的人,不可发汗,误发汗必然会出现额上皮肉塌陷,筋脉拘急,两目直视不能瞬动,也不得闭目静息。

亡血家[1],不可发汗,发汗则寒栗而振[2]。

注[1]亡血家:素患失血证的人。

[2]振:振颤战动。

【语译】 素常有失血证的人,不可发汗,误发汗就会出现从心里感到寒冷而身体振战。

汗家,重发汗,必恍惚心乱[1],小便已阴疼[2],与禹余粮丸^[3]。四十四。 方本阙。

注[1]恍惚心乱：精神迷惑而心中慌乱不安。

　　[2]阴疼：尿道疼痛。

　　[3]禹余粮丸：本方失传，组成待考。

【语译】 平素多汗的人，再发汗，必然出现精神迷惑而心中慌乱不安，小便以后尿道疼痛，可给服禹余粮丸。

病人有寒，复发汗^[1]，胃中冷，必吐蚘。一作逆。

注[1]复发汗：反发汗。"复"，"反"的意思。

【语译】 病人胃中有寒，反而进行发汗，使胃中更加寒冷，很可能要吐蛔虫。

本发汗，而复下之，此为逆也；若先发汗，治不为逆。本先下之，而反汗之，为逆；若先下之，治不为逆。

【语译】 本来应当发汗，反而进行攻下，这是错误的；如果先发汗，治疗不算错误；本来应当先攻下，反而先去发汗，也是错误的；如果先攻下，治疗不算错误。

伤寒，医下之，续得下利，清谷^[1]不止，身疼痛者，急当救^[2]里；后身疼痛，清便^[3]自调者，急当救表。救里宜四逆汤，救表宜桂枝汤。四十五。 用前第十二方。

注[1]清谷：指泻下不消化的食物。"清"与"圊"通，指厕所，此活用作动词。

　　[2]救：治疗。

　　[3]清便：解大便。

【语译】 伤寒，医生用攻下法治疗，继而发生下利不止，泻下不消化的食物，有身体疼痛的表证存在的，应当急治里证；大便恢复正常以后仍有身体疼痛的，应当急治表证。治里证宜用四逆汤，治表证宜用桂枝汤。

病发热头痛，脉反沉，若不差，身体疼痛，当救其里。四逆汤方。

甘草二两,炙　　干姜一两半　　附子一枚,生用,去皮,破八片

上三味,以水三升,煮取一升二合,去滓,分温再服。强人可大附子一枚,干姜三两。

【语译】 病人发热头痛,脉象应浮反见沉,如果病不好转,虽有身体疼痛的表证,也应当先治其里,宜用四逆汤。

太阳病,先下而不愈,因复发汗,以此表里俱虚,其人因致冒[1],冒家汗出自愈。所以然者,汗出表和故也。里未和,然后复下之。

注[1]冒:指头目眩晕昏蒙。

【语译】 太阳病,先用攻下法而病不愈,又用发汗法治疗,因此表里之气皆虚,以致病人出现头目眩晕昏蒙,这种眩晕昏蒙的病人如能出汗就会自愈,所以这样,是因为汗出能使表气调和的缘故。如果里气还不调和的,然后再用下法治疗。

太阳病未解,脉阴阳俱停[1],一作微。必先振栗汗出而解。但阳脉微者,先汗出而解,但阴脉微一作尺脉实者,下之而解。若欲下之,宜调胃承气汤。四十六。用前第三十方,一云用大柴胡汤。

注[1]脉阴阳俱停:指寸尺脉沉伏不起。

【语译】 太阳病未愈,寸尺部脉沉伏不起,必然要先发生寒战而后汗出病可愈。如果只是寸脉微微搏动的,是邪在表,先发汗病就会好,如果只是尺脉微微搏动的,是邪在里,用攻下法病就会好,如果要攻下,宜用调胃承气汤。

太阳病,发热汗出者,此为荣弱卫强,故使汗出,欲救邪风者,宜桂枝汤。四十七。方用前法。

【语译】 太阳病,发热汗出的,这是荣气弱而卫气强,所以使病人汗出。要想解除这种风邪的,宜用桂枝汤。

伤寒五六日中风,往来寒热,胸胁苦满[1],嘿嘿[2]不欲饮食,心烦喜呕[3],或胸中烦而不呕,或渴,或腹中痛,或胁下痞[4]鞕,或心下悸,小便不利,或不渴、身有微热,或咳者,小柴胡汤主之。方四十八。

柴胡半斤　黄芩三两　人参三两　半夏半升,洗　甘草炙生姜各三两,切　大枣十二枚,擘

上七味,以水一斗二升,煮取六升,去滓,再煎取三升,温服一升,日三服。若胸中烦而不呕者,去半夏、人参,加栝楼实一枚;若渴,去半夏,加人参合前成四两半,栝楼根四两;若腹中痛者,去黄芩,加芍药三两;若胁下痞鞕,去大枣,加牡蛎四两;若心下悸,小便不利者,去黄芩,加茯苓四两;若不渴、外有微热者,去人参,加桂枝三两,温覆微汗愈;若咳者,去人参、大枣、生姜,加五味子半升,干姜二两。

注[1]胸胁苦满:因胸胁烦闷而感到痛苦。
　[2]嘿嘿(mò 默):心中郁闷不爽的感觉。
　[3]喜呕:善呕,多呕。
　[4]痞:气结不通而有堵闷感。

【语译】 伤寒或中风已经五六日,寒热交替发作,因胸胁满闷而痛苦,心中郁闷不爽而不思饮食,心烦而好呕恶,有的胸中烦而不呕,有的口渴、有的腹部疼痛,有的两胁满闷而气结不通,有的心下悸动,小便不利,有的口不渴,身体却有轻微发热,有的咳嗽,应当用小柴胡汤治疗。

血弱气尽,腠理开,邪气因入,与正气相搏,结于胁

下。正邪分争，往来寒热，休作有时，嘿嘿不欲饮食，藏府相连，其痛必下，邪高痛下，故使呕也。一云藏府相连，其病必下胁隔中痛。小柴胡汤主之。服柴胡汤已，渴者，属阳明，以法治之。四十九。用前方。

【语译】 当人体气血虚弱，腠理开泄的时候，邪气因虚而入，邪气与正气互相搏击，凝结于胁下。正邪相争，则寒热交替发作，时发时止，其人心中郁闷不爽而不想进饮食。由于脏腑是互相连系的，所以疼痛必牵连于下，邪气在上疼痛在下，所以促使病人出现呕吐。应当用小柴胡汤治疗。服柴胡汤以后，口渴的，是病邪已转属阳明，可按照阳明病的治法进行治疗。

得病六七日，脉迟浮弱，恶风寒，手足温。医二三下之，不能食，而胁下满痛，面目及身黄，颈项强，小便难者，与柴胡汤，后必下重[1]；本渴饮水而呕者，柴胡汤不中与也，食谷者哕[2]。

注[1]下重：大便不畅快，并有下坠感，也称"后重"。
　　[2]哕：呃逆。

【语译】 得病六七天，脉迟而浮弱，畏恶风寒，手足温暖。医生反复使用泻下药有二三次，致使病人出现不能进食，胁下胀满疼痛，面部和眼睛及全身皮肤发黄，颈项强硬，小便困难等症状，这时如果服用柴胡汤，大便时就会感到肛门下坠；本来口渴而饮水就呕吐，服用柴胡汤是不适宜的，这种情况进食就会发生哕逆。

伤寒四五日，身热恶风，颈项强，胁下满，手足温而渴者，小柴胡汤主之。五十。用前方。

【语译】 患伤寒已四五天，身体发热而怕风寒，颈项强硬不柔和，胁下胀满，手足温暖而口渴的，应当用小柴胡汤治疗。

伤寒，阳脉涩，阴脉弦，法当腹中急痛[1]，先与小建中汤，不差者，小柴胡汤主之。五十一。用前方。

小建中汤方

桂枝三两,去皮　甘草二两,炙　大枣十二枚,擘　芍药六两
生姜三两,切　胶饴一升

上六味，以水七升，煮取三升，去滓，内饴，更上微火消解，温服一升，日三服。呕家不可用建中汤，以甜故也。

注[1]急痛：拘紧疼痛。

【语译】　伤寒，脉浮取见涩，沉取见弦，按理应当有腹中拘紧疼痛，可先给服小建中汤；如果不愈，应当用小柴胡汤治疗。

伤寒中风，有柴胡证，但见一证便是，不必悉具[1]。凡柴胡汤病证而下之，若柴胡证不罢者，复与柴胡汤，必蒸蒸而振[2]，却复发热汗出而解。

注[1]悉具：全部具备。

　　[2]蒸蒸而振：激烈的寒战怕冷。黄坤载云："阳气欲发，为阴邪所束，郁勃鼓动，故振栗战摇，顷之透发肌表，则汗而解矣。"

【语译】　伤寒或是中风，出现柴胡汤的适应证，只要见到其中的一个主症就可以了，不必等到所有的柴胡汤证全都具备。凡是柴胡汤证而误用攻下法的，如果下后柴胡汤证仍然存在，可再给服柴胡汤，这时必将出现激烈的寒战，然后再发热汗出而病除。

伤寒二三日，心中悸而烦者，小建中汤主之。五十二。用前第五十一方。

【语译】　伤寒已经二三天，出现心中悸动而烦扰不宁的，应当用小建中汤治疗。

太阳病，过经[1]十余日，反二三下之，后四五日，柴胡证仍在者，先与小柴胡汤。呕不止，心下急[2]，一云，呕止小安郁郁微烦者，为未解也，与大柴胡汤，下之则愈。方五十三。

柴胡半斤　黄芩三两　芍药三两　半夏半升，洗　生姜五两，切　枳实四枚，炙　大枣十二枚，擘

上七味，以水一斗三升，煮取六升，去滓再煎，温服一升，日三服。一方加大黄二两。若不加，恐不为大柴胡汤。

注[1]过经：邪气离开一经，传入另一经。

[2]心下急：心下部拘紧不舒。

【语译】　太阳病，表邪已传入他经十余日，反而二三次地进行攻下，四五日以后，柴胡证仍存在的，可先给小柴胡汤。如果出现呕吐不止，心下部拘紧不舒，郁闷稍烦的，是病仍未解，可给大柴胡汤，泻下后病就会愈。

伤寒十三日不解，胸胁满而呕，日晡[1]所发潮热[2]，已而微利，此本柴胡证，下之以不得利，今反利者，知医以丸药下之，此非其治也。潮热者，实也，先宜服小柴胡汤以解外，后以柴胡加芒硝汤主之。五十四。

柴胡二两十六铢　黄芩一两　人参一两　甘草一两，炙　生姜一两，切　半夏二十铢，本云五枚，洗　大枣四枚，擘　芒硝二两

上八味，以水四升，煮取二升，去滓，内芒硝，更煮微沸，分温再服，不解更作。臣亿等谨按，《金匮玉函》方无芒硝。别一方云，以水七升，下芒硝二合，大黄四两，桑螵蛸五枚，煮取一升半，服五合，微下即愈。本云，柴胡再服，以解其外，余二升加芒硝、大黄、桑螵蛸也。

注[1]日晡：申时，即下午三时至五时。

[2]潮热：发热如同潮汐，定时而来。

【语泽】 伤寒已经十三日仍不愈，胸胁胀闷而呕，下午申时发生潮热，过些时候又有轻微下利，这病本来属于大柴胡汤证，攻下是因为原来没有出现下利，现在反见下利的，可以知道是医生用丸药攻下的结果，这不是正确的治疗方法，发潮热，是实证，应当先服小柴胡汤以解少阳的邪气，然后应当用柴胡加芒硝汤治疗。

伤寒十三日，过经谵语者，以有热也，当以汤下之。若小便利者，大便当鞕，而反下利，脉调和[1]者，知医以丸药下之，非其治也。若自下利者，脉当微厥[2]，今反和者，此为内实也，调胃承气汤主之。五十五。用前第三十三方。

注[1]脉调和：指脉象与阳明病脉相一致。

[2]厥：此指"极"、"甚"的意思。

【语译】 伤寒已十三天，太阳表邪过经后出现谵语的，是因为有实热，要用汤药攻下。小便畅利的，大便应当硬结，现在反而出现下利，如果脉象属于阳明病的脉，可知是医生用过攻下的丸药所致，这不是正确的治疗方法。如果是因虚而自行下利，脉象应当极微，现在脉象反而与阳明病情相一致，这是里实证，应当用调胃承气汤治疗。

太阳病不解，热结膀胱，其人如狂，血自下，下者愈。其外不解者，尚未可攻，当先解其外；外解已，但少腹急结者，乃可攻之，宜桃核承气汤。方五十六。后去，解外宜桂枝汤。

桃仁五十个，去皮尖　大黄四两　桂枝二两，去皮　甘草二两，

炙　芒硝二两

上五味，以水七升，煮取二升半，去滓，内芒硝，更上火，微沸下火，先食温服五合，日三服，当微利。

【语译】　太阳病不愈，邪热随经下结于膀胱，病人好像发狂一样，如果病人便血，血排下来就可痊愈。如果病人表证不解的，还不可攻下，应当先解除表证；待表证解后，只是少腹拘急而胀痛的，才可攻下，宜用桃核承气汤。

伤寒八九日，下之，胸满烦惊，小便不利，谵语，一身尽重，不可转侧者，柴胡加龙骨牡蛎汤主之。方五十七。

柴胡四两　龙骨　黄芩　生姜切　铅丹　人参　桂枝去皮　茯苓各一两半　半夏二合半，洗　大黄二两　牡蛎一两半，熬　大枣六枚，擘

上十二味，以水八升，煮取四升，内大黄，切如棋子，更煮一两沸，去滓，温服一升。本云，柴胡汤今加龙骨等。

【语译】　伤寒已八九天，攻下以后，出现胸闷心烦和惊恐不安，小便不利，谵语，全身都觉沉重，身体不能转侧的，应当用柴胡加龙骨牡蛎汤治疗。

伤寒，腹满谵语，寸口脉浮而紧，此肝乘[1]脾也，名曰纵[2]，刺期门[3]。五十八。

注[1]乘：五行相克太过叫乘。

[2]纵：五行顺势相克叫纵，如木克土。纵，有放纵之意。

[3]期门：穴名。在乳直下二寸处。

【语译】　伤寒，腹部胀满，谵语，寸口脉浮而紧。这是肝木乘脾土，叫做"纵"。应当针刺期门穴。

伤寒发热，啬啬恶寒，大渴欲饮水，其腹必满，自汗出，小便利，其病欲解，此肝乘肺也，名曰横[1]，刺期门。五十九。

注[1]横：五行逆势相克，叫横，如木克金。横，专横。

【语译】 伤寒发热，畏缩怕冷，口大渴而要饮水，病人腹部必胀满，如自汗出，小便通利，其病将自愈，这是肝木乘肺金，叫做"横"，应当刺期门穴。

太阳病，二日反躁，凡[《注解伤寒论》作"反"，是。]熨[1]其背，而大汗出，大热入胃，一作二日内，烧瓦熨背，大汗出，火气入胃。胃中水竭，躁烦必发谵语。十余日振栗自下利者，此为欲解也。故其汗从腰以下不得汗，欲小便不得，反呕欲失溲，足下恶风，大便鞕，小便当数，而反不数，及不多，大便已，头卓然[2]而痛，其人足心必热，谷气下流故也。

注[1]熨：即热熨疗法，将药物炙热或砖瓦烧热放在身上散寒取汗。

[2]卓然：突然，猛然。

【语译】 太阳病，得病第二天就出现烦躁，反而用热熨背部的方法治疗，而致大汗出的，就会造成大热入胃，胃中津液枯竭，躁烦不安并必然出现谵语。过十多天出现寒战颤抖和自行下利的，这是病要痊愈的表现。虽出汗但从腰以下没有汗；想要小便而又不得小便，反而作呕和小便要失禁，脚下怕风，大便结硬的，小便就应当频数，现在小便反而不频数，尿量也不多，如果大便以后突然感到头痛，病人两脚心必然转为温热，这是水谷精气下达的缘故。

太阳病中风，以火劫发汗，邪风被火热，血气流溢，失其常度。两阳[1]相熏灼，其身发黄。阳盛则欲衄，阴虚小便难。阴阳俱虚竭，身体则枯燥，但头汗出，剂颈而还[2]，腹满微喘，口干咽烂，或不大便，久则谵语，甚者至哕，手足躁扰，捻衣摸床[3]。小便利者，其人可治。

注[1]两阳：指邪风与火热，因二者皆属阳。

[2]剂颈而还："剂"通"齐"，指汗出到颈截止。

[3]捻衣摸床：病人神昏，手不自觉地摸弄衣服或床褥。

【语译】　太阳中风证，用火攻疗法强行发汗，邪风被火热所逼迫，气血流行失去了正常的规律。邪风与火热交加熏灼，病人身体就要发黄。热盛就会流鼻血，津液不足就会小便困难。阴阳气血都受到损耗，身体就会枯燥，只是头部出汗，到颈部就截止，腹部胀满而轻微气喘，口干燥而咽喉糜烂，或不大便，时间长了就要出现谵语，更严重的就要出现呃逆，手足躁动不安，捻衣摸床。如果小便通利的，还可以治疗。

伤寒脉浮，医以火迫劫之，亡阳[1]必惊狂，卧起不安者，桂枝去芍药加蜀漆牡蛎龙骨救逆汤主之。方六十。

桂枝三两，去皮　甘草二两，炙　生姜三两，切　大枣十二枚，擘　牡蛎五两，熬　蜀漆三两，洗去腥　龙骨四两

上七味，以水一斗一升，先煮蜀漆，减二升，内诸药，煮取三升，去滓，温服一升。本云，桂枝汤今去芍药加蜀漆牡蛎龙骨。

注[1]亡阳：此指损伤心阳。

【语译】　伤寒脉浮，医生用火疗法强迫发汗，汗多损伤心阳而必然要发生惊惕狂乱，起卧不安，应当用桂枝去芍药加蜀漆牡蛎龙骨救逆汤治疗。

形作伤寒，其脉不弦紧而弱。弱者必竭，被火必谵

语。弱者发热脉浮，解之当汗出愈。

【语译】　证候像似伤寒，但脉不弦紧而弱。脉弱的一定口渴，如果用火疗法强迫发汗就会出现谵语。如果脉弱发热而兼见脉浮，治疗它应当发汗，病就可以好。

太阳病，以火熏之，不得汗，其人必躁，到经不解，必清血，名为火邪。

【语译】　太阳病，用火熏法治疗，没有发出汗，病人一定会烦躁不安，病邪在本经行尽时仍然不愈时，一定会大便下血，这就叫做火邪。

脉浮热甚，而反灸之，此为实，实以虚治，因火而动，必咽燥吐血。

【语译】　脉浮发热很重，反而用灸法治疗，这是实证，把实证当作虚证来治疗，因而使火热更加亢盛，必然造成咽中干燥和吐血。

微数之脉，慎不可灸，因火为邪，则为烦逆[1]，追虚逐实[2]，血散脉中，火气虽微，内攻有力，焦骨伤筋，血难复也。脉浮，宜以汗解，用火灸之，邪无从出，因火而盛，病从腰以下必重而痹[3]，名火逆[4]也。欲自解者，必当先烦，烦乃有汗而解。何以知之？脉浮故知汗出解。

注[1]烦逆：剧逆，大逆。

　　[2]追虚逐实：血虚有热，用火法治疗，灼伤津液使血虚更甚，即为追虚；使里热更盛，又成为逐实，意为虚虚实实，不断加重的意思。

　　[3]痹：此指麻痹。

　　[4]火逆：误用火法治疗，引起的变证。

【语译】　见到微数脉，慎不可用灸法治疗，因火热内迫成为邪气，会造成严重的误治，使血更虚和火热更盛，血在脉中流散，灸火虽然微小，但内攻却很有力，可使筋骨受伤，津血难以复常。脉浮的，宜用发汗法除病，如果用火灸治疗，会使邪气没有出路，并因火灸而使邪气更盛，病人从腰部以下必然沉重而麻痹，这就叫火逆证。如果要自行缓解，必定先出现心烦，烦则可出汗而病愈。怎样知道的呢？因为脉浮，所以知道汗出而病可以痊愈。

烧针令[1]其汗，针处被寒，核起而赤者，必发奔豚。气从少腹上冲心者，灸其核上各一壮[2]，与桂枝加桂汤更加桂二两也。方六十一。

桂枝五两,去皮　芍药三两　生姜三两,切　甘草二两,炙

大枣十二枚,擘

上五味，以水七升，煮取三升，去滓，温服一升。本云，桂枝汤今加桂满五两，所以加桂者，以能泄奔豚气也。

注[1]令：强行责令。

　[2]壮：指把艾绒作成一个小艾炷，灸完为一壮。

【语译】　用烧针法强迫病人出汗，针刺部位受了邪气，引起红色的肿块，将会发生奔豚证。病人感到气从少腹上冲到心胸部的，可在肿块上各灸一壮，并给服桂枝加桂汤，就是桂枝汤中再加桂枝二两。

火逆下之，因烧针烦躁者，桂枝甘草龙骨牡蛎汤主之。方六十二。

桂枝一两,去皮　甘草二两,炙　牡蛎二两,熬　龙骨二两

上四味，以水五升，煮取二升半，去滓，温服八合，

日三服。

【语译】 误用火攻法后又进行泻下,如果再用烧针而引起烦躁不安的,应当用桂枝甘草龙骨牡蛎汤治疗。

太阳伤寒者,加温针必惊也。

【语译】 太阳伤寒病,如果误用烧针治疗必然发生惊狂。

太阳病,当恶寒发热,今自汗出,反不恶寒发热,关上脉细数者,以医吐之过也。一二日吐之者,腹中饥,口不能食;三四日吐之者,不喜糜粥[1],欲食冷食,朝食暮吐。以医吐之所致也,此为小逆[2]。

注[1]糜粥:稀烂的米粥。
　[2]小逆:指较轻的坏病。

【语译】 太阳病,应当有怕冷发热,现在自汗出,反而不怕冷不发热,关脉细数,这是医生误用吐法的过失。在起病一二天用吐法,腹中虽然感到饥饿,但口不能进食;起病三四天用吐法,可使人不喜欢吃热糜粥,只想吃冷食,早晨吃的到晚上就要吐出来。因为医生误用吐法造成的,这是较小的误治。

太阳病吐之,但太阳病当恶寒,今反不恶寒,不欲近衣,此为吐之内烦也。

【语译】 太阳病用吐法治疗,只有太阳病,就应当怕冷,现在反而不怕冷,而且也不想穿衣服,这是吐后心中烦热的表现。

病人脉数,数为热,当消谷[1]引食[2],而反吐者,此以发汗,令阳气微,膈气[3]虚,脉乃数也。数为客热[4],不能消谷,以胃中虚冷,故吐也。

注[1]消谷：消化饮食。

　　[2]引食：能食。

　　[3]膈气：膈间正气。

　　[4]客热：邪热，此处作假热解。

【语译】　病人脉数，脉数是有热的现象，应当能消化谷食而易饥多食，现在反而呕吐，这是由于发汗以后，使阳气衰微，膈气虚弱的缘故，因而会出现数脉。这种数脉是外邪所致的假热，所以不能消化食物，困胃中虚冷，所以要发生呕吐。

　　太阳病，过经十余日，心下温温[1]欲吐，而胸中痛，大便反溏，腹微满，郁郁[2]微烦。先此时自极吐下[3]者，与调胃承气汤。若不尔[4]者，不可与。但欲呕，胸中痛，微溏者，此非柴胡汤证，以呕故知极吐下也。调胃承气汤。六十三。用前第三十三方。

注[1]温温：通"愠愠"，即气机郁遏不通。此指想吐又不能吐。

　　[2]郁郁：郁闷不舒的样子。

　　[3]极吐下：大吐大下。

　　[4]不尔：不是这样。

【语译】　太阳病，表证已经过去十多天，心下部气郁不畅，恶心想吐又不能吐，而且胸中疼痛，大便反而稀溏，腹部微胀满，心中郁闷微烦。这以前曾经峻吐峻下过，可给服调胃承气汤。假如不是这样，就不给用调胃承气汤。如果只是想呕吐，胸中疼痛，大便稍稀的，这也不是柴胡汤证，因为有呕吐，所以知道是由大吐大下所致。

　　太阳病六七日，表证仍在，脉微而沉，反不结胸，其人发狂者，以热在下焦，少腹当鞭满，小便自利者，下血乃愈。所以然者，以太阳随经，瘀热[1]在里故也。抵当汤主之。方六十四。

水蛭_熬　虻虫_{各三十个,去翅足,熬}　桃仁_{二十个,去皮尖}　大黄_{三两,酒洗}

上四味,以水五升,煮取三升,去滓,温服一升。不可更服。

注[1]瘀热：邪热瘀结。

【语译】　太阳病已六七天,表证仍然存在,脉微而沉,反而没有出现结胸证,病人发狂躁的,是因为有热结在下焦,少腹应当坚硬胀满,小便自利的,下血就可以痊愈。所以这样,是因为太阳病的邪热随经下行,以致邪热瘀结在里的缘故,应当用抵当汤治疗。

太阳病身黄,脉沉结,少腹鞕,小便不利者,为无血也。小便自利,其人如狂者,血证谛[1]也,抵当汤主之。六十五。用前方。

注[1]谛(dì帝)：证据确凿。

【语译】　太阳病身体发黄,脉象沉结,少腹硬满,小便不利的,这不是蓄血证。小便畅利,病人好像发狂似的,这才是蓄血的明证。应当用抵当汤治疗。

伤寒有热,少腹满,应小便不利,今反利者,为有血也,当下之,不可余药[1],宜抵当丸。方六十六。

水蛭_{二十个,熬}　虻虫_{二十个,去翅足,熬}　桃仁_{二十五个,去皮尖}　大黄_{三两}

上四味,捣分四丸,以水一升,煮一丸,取七合服之,晬时当下血,若不下者更服。

注[1]不可余药：有两种解释,一为不可用其他的药,一为连药渣一并服下,不使剩余。

【语译】　伤寒发热,少腹胀满,应当有小便不通利,现在反而通利的，表明有瘀血，应当攻下瘀血，宜用抵当丸，服药时连药渣一并服下。

太阳病，小便利者，以饮水多，必心下悸；小便少者，必苦里急也。

【语译】 太阳病，出现了小便通利，是因为饮水太多，必有心下部悸动的感觉；饮水多而小便少的，必然感到少腹部拘急。

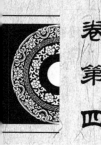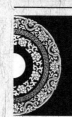

卷第四

伤寒论

汉　张仲景述　晋　王叔和撰次
宋　林　亿校正
明　赵开美校刻
沈　琳同校

辨太阳病脉证并治下第七合三十九法。方三十首。并见太阳少阳合病法。

【提要】　本篇条文计五十一条，论述的主要内容可分四个部分：

一、热实结胸证治。包括热与水结的大陷胸汤（丸）证治、热与痰结的小陷胸汤证治。

二、阴寒之邪与脏气相结的脏结证、太少并病的柴胡桂枝汤证和柴胡桂枝干姜汤证、妇人热入血室证、以及热与水搏于肌表的文蛤散等诸证。或在病因、或在症状上有与结胸证相似之处，故汇于一篇之中对比发挥，以资鉴别。

三、心下痞证治。主要包括无形邪热痞塞于中的大黄黄连泻心汤证治、热痞兼阳虚的附子泻心汤证治、脾虚夹痰的半夏泻心汤证治，脾虚夹饮的生姜泻心汤证治，中虚客气上逆的甘草泻心汤证治。由于在五苓散、旋覆花代赭石汤、大柴胡汤等证中，亦可出现心下痞硬症，因此也同五泻心汤证杂揉在一起讨论，示人总以辨证为先。

四、阳明里热的白虎汤（白虎加人参汤）证，上热中寒的黄连汤证、风湿滞留肌腠或关节的桂枝附子汤证和甘草附子汤证、外感寒邪兼心之阴阳两虚的炙甘草汤等、均与表邪内侵有关，故于本篇之末沦之，以说明太阳表邪内侵之途径不一变证百出。至此，结束了太阳病篇的全部内容。

结胸，项强，如柔痉状。下则和，宜大陷胸丸。第一。六味。前后有结胸藏结病六证。

太阳病，心中懊恼，阳气内陷，心下鞕，大陷胸汤主之。第二。三味。

伤寒六七日，结胸热实，脉沉紧，心下痛，大陷胸汤主之。第三。用前第二方。

伤寒十余日，热结在里，往来寒热者，与大柴胡汤。第四。八味。水结附。

太阳病，重发汗，复下之，不大便五六日，舌燥而渴，潮热，从心下至少腹满痛，不可近者，大陷胸汤主之。第五。用前第二方。

小结胸病，正在心下，按之痛，脉浮滑者，小陷胸汤主之。第六。三味。下有太阳病二证。

病在阳，应以汗解，反以水潠，热不得去，益烦不渴，服文蛤散，不差，与五苓散。寒实结胸，无热证者，与三物小陷胸汤，白散亦可服。第七。文蛤散一味。五苓散五味。小陷胸汤用前第六方。白散三味。

太阳少阳并病，头痛，眩冒，心下痞者，刺肺俞、肝俞，不可发汗，发汗则谵语，谵语不止。当刺期门。第八。

妇人中风，经水适来，热除脉迟，胁下满，谵语，当刺期门。第九。

妇人中风，七八日，寒热，经水适断，血结如疟状，小柴胡汤主之。第十。七味。

妇人伤寒，经水适来，谵语，无犯胃气，及上二焦，自愈。第十一。

伤寒六七日，发热微恶寒，支节疼，微呕，心下支结，柴胡桂枝汤主之。第十二。九味。

伤寒五六日，已发汗，复下之，胸胁满，小便不利，渴而不呕，头汗出，往来寒热，心烦，柴胡桂枝干姜汤主之。第十三。七味。

伤寒五六日，头汗出，微恶寒，手足冷，心下满，不欲食，大便鞕，脉细者，为阳微结，非少阴也，可与小柴胡汤。第十四。用前第十方。

伤寒五六日，呕而发热，以他药下之，柴胡证仍在，可与柴胡汤，蒸蒸而振，却发热汗出解。心满痛者，为结胸。但满而不痛为痞，宜半夏泻心汤。第十五。七味。下有太阳并病并气痞二症。

太阳中风，下利呕逆，表解乃可攻之，十枣汤主之。第十六。三味。下有太阳一证。

心下痞，按之濡者，大黄黄连泻心汤主之。第十七。二味。

心下痞，而复恶寒汗出者、附子泻心汤主之。第十八。四味。

心下痞，与泻心汤，不解者，五苓散主之。第十九。用前第七证方。

伤寒汗解后，胃中不和，心下痞、生姜泻心汤主之。第二十。八味。

伤寒中风，反下之，心下痞，医复下之，痞益甚，甘草泻心汤主之。第二十一。六味。

伤寒服药，利不止，心下痞、与理中，利益甚，宜赤石脂禹余粮汤。第二十二。二味。下有痞一证。

伤寒发汗，若吐下，心下痞，噫不除者，旋覆代赭汤主之。第二十三。七味。

下后，不可更行桂枝汤，汗出而喘，无大热者，可与麻黄杏子甘草石膏汤。第二十四。四味。

太阳病，外未除，数下之，遂协热而利，桂枝人参汤主之。第二十五。五味。

伤寒大下后，复发汗，心下痞，恶寒者，不可攻痞，先解表，表解乃可攻痞。解表宜桂枝汤，攻痞宜大黄黄连泻心汤。第二十六。泻心汤用前第十七方。

伤寒发热，汗出不解，心中痞，呕吐下利者，大柴胡汤主之。第二十七。用前第四方。

上冲不得息，当吐之，宜瓜蒂散。第二十八。三味。下有不可与瓜蒂散证。

病胁下素有痞，连脐痛，引少腹者，此名藏结。第二十九。

伤寒若吐下后，不解，热结在里，恶风，大渴，白虎加人参汤主之。第三十。五味。下有不可与白虎证。

伤寒无大热，口燥渴，背微寒者，白虎加人参汤主之。第三十一。用前方。

伤寒脉浮，发热无汗，表未解，不可与白虎汤。渴者，白虎加人参汤主之。第三十二。用前第三十方。

太阳少阳并病，心下鞕，颈项强而眩者，刺大椎、肺俞、肝俞，慎勿下之。第三十三。

太阳少阳合病，自下利，黄芩汤；若呕，黄芩加半夏生姜汤主之。第三十四。黄芩汤四味。加半夏生姜汤六味。

伤寒胸中有热，胃中有邪气，腹中痛，欲呕者，黄连汤主之。第三十五。七味。

伤寒八九日，风湿相抟，身疼烦，不能转侧，不呕、不渴，脉浮虚而涩者，桂枝附子汤主之。大便鞕，一云脐下心下硬。小便自利者，去桂加白术汤主之。第三十六。桂附汤加术汤并五味。

风湿相抟，骨节疼烦，掣痛不得屈伸，汗出短气，小便不利，恶风，或身微肿者，甘草附子汤主之。第三十七。四味。

伤寒脉浮滑，此表有热，里有寒，白虎汤主之。第三十八。四味。

伤寒脉结代，心动悸，炙甘草汤主之。第三十九。九味。

问曰：病有结胸，有藏结，其状何如？答曰：按之痛，寸脉浮，关脉沉，名曰结胸也。

【语译】 问：病有结胸证，有藏结证，二者的症状怎样？答：按压胸脘部有疼痛感，寸脉浮，关脉沉的，名叫结胸。

何谓藏结？答曰：如结胸状，饮食如故，时时下利，寸脉浮，关脉小细沉紧，名曰藏结。舌上白胎滑者，难治。

【语译】 什么叫藏结？答：和结胸证相似，饮食如常，但常有腹泻，寸脉浮，关脉小细沉紧，名叫藏结。如果舌上有白色水滑苔的，就很难治疗。

藏结无阳证，不往来寒热，一云，寒而不热。其人反静，舌上胎滑者，不可攻也。

【语译】 藏结没有阳热证的表现，也没有往来寒热的证候，病人反而安静，舌苔水滑的，不可用攻下药。

病发于阳，而反下之，热入因作结胸；病发于阴，而反下之，一作汗出。因作痞也。所以成结胸者，以下之太早故也。结胸者，项亦强，如柔痉[《金匮玉函经》作"痉"，是。]状，下之则和，宜大陷胸丸。方一。

大黄半斤　葶苈子半升，熬　芒硝半升　杏仁半升，去皮尖，熬黑

上四味，捣筛二味，内杏仁芒硝，合研如脂，和散，取如弹丸一枚，别捣甘遂末一钱匕，白蜜二合，水二升，煮取一升，温顿服之，一宿乃下，如不下，更服，取下为效，禁如药法[1]。

注[1]禁如药法：指饮食禁忌，用药注意事项如同常规之法。

【语译】 病发于太阳之表，反而误用攻下，邪热内陷与痰饮相合则成结胸证；病发于里有虚寒之体，反而误用攻下，因而造成痞证。之所以成为结胸的，是因为攻下太早的缘故。患结胸证的，也有项强而不柔和，如同柔痉的样子，用药攻下就会缓解，宜用大陷胸丸治疗。

结胸证，其脉浮大者，不可下，下之则死。

【语译】 结胸证，脉象浮大的，不可攻下，攻下就会使人死亡。

结胸证悉具，烦躁者亦死。

【语译】 结胸诸证全都具备，又出现烦躁不宁的，也是死证。

太阳病，脉浮而动数；浮则为风，数则为热，动则为痛，数则为虚，头痛发热，微盗汗出，而反恶寒者，表未解也。医反下之，动数变迟，膈内拒痛，一云头痛即眩。胃中空虚，客气动膈，短气躁烦，心中懊憹，阳气内陷[1]，心下因鞕，则为结胸，大陷胸汤主之。若不结胸，但头汗出，余处无汗，剂颈而还，小便不利，身必发黄，大陷胸汤。方二。

大黄六两去皮 芒硝一升 甘遂一钱匕

上三味，以水六升，先煮大黄取二升，去滓，内芒硝，煮一两沸，内甘遂末，温服一升，得快利止后服。

注[1]阳气内陷：指表热之邪下陷于里。

【语译】 太阳病，脉浮而又动数，浮是风邪在表，脉数表明有热，脉动表明有疼痛，未成实热的数脉为虚，头痛发热，微有盗汗，反而怕冷的，这是表邪未解。医生误用下法，使动数之脉变为迟脉，胸膈之中疼痛拒按，是因为下后胃中空虚，外邪内陷胸膈，故气短躁烦，心中懊侬不安，表邪内陷，心下因而硬满，就成为结胸证，应当用大陷胸汤治疗。如果未成结胸，只是头上出汗，其它处无汗，头颈以下无汗，小便不利的，身体就要发黄。

伤寒六七日，结胸热实，脉沉而紧，心下痛，按之石鞕者，大陷胸汤主之。三。用前第二方。

【语译】 患伤寒已经六七天，出现热实结胸证，脉象沉而紧，胸脘部疼痛，触按时如石头那样坚硬的，应当用大陷胸汤治疗。

伤寒十余日，热结在里，复往来寒热者，与大柴胡汤；但结胸，无大热[1]者，此为水结在胸胁也，但头微汗出者，大陷胸汤主之。四。用前第二方。

大柴胡汤方

柴胡半斤　枳实四枚,炙　生姜五两,切　黄芩三两　芍药三两　半夏半升,洗　大枣十二枚,擘

上七味，以水一斗二升，煮取六升，去滓再煎；温服一升，日三服。一方加大黄二两，若不加，恐不名大柴胡汤。

注[1]无大热：指身热轻微。

【语译】 伤寒已经十多天，邪热内结于里，又有往来寒热的，可给大柴胡汤治疗；只见有结胸证而身热轻微的，这是水饮聚结于胸胁，如果只是头部微有汗出的，应当用大陷胸汤治疗。

太阳病，重发汗而复下之，不大便五六日，舌上燥而渴，日晡所小有潮热，一云日晡所发，心胸大烦。从心下至少

腹鞕满而痛，不可近者，大陷胸汤主之。五。用前第二方。

【语译】 太阳病，经过重复发汗而又进行攻下，大便五六天不解，舌上干燥而口渴，午后申时前后有轻微的发潮热，从胸脘至少腹硬满而疼痛，不能触摸的，应当用大陷胸汤治疗。

小结胸病，正在心下，按之则痛，脉浮滑者，小陷胸汤主之。方六。

黄连一两 半夏半升,洗 栝楼实大者一枚

上三味，以水六升，先煮栝楼，取三升，去滓，内诸药，煮取二升，去滓，分温三服。

【语译】 小结胸病，正在心下胃脘部，用手按摸才有疼痛的感觉，脉象浮滑的，应当用小陷胸汤治疗。

太阳病，二三日，不能卧，但欲起，心下必结，脉微弱者，此本有寒分[1]也。反下之，若利止，必作结胸；未止者，四日复下之；此作协热利[2]也。

注[1]寒分：泛指寒痰冷饮。

[2]协热利："协"同"挟"。此指里证挟表热而下利。

【语泽】 太阳病，已经二三天，不能安卧，只是想起来，心下胃脘部位必有痞结感，脉微弱的，这是素有寒痰冷饮在里的缘故。反而进行攻下，如果下利自行停止，必将变成结胸；下利不自行停止的，第四天又再次用攻下药，这就变成"协热利"的疾患。

太阳病，下之，其脉促，一作纵。不结胸者，此为欲解也。脉浮者，必结胸。脉紧者，必咽痛。脉弦者，必两胁拘急。脉细数者，头痛未止。脉沉紧者，必欲呕。脉沉滑者，协热利。脉浮滑者，必下血。

【语译】 太阳病，攻下以后，脉见急促，如果没出现结胸证，这是病要好的表现。如果脉见浮的，必然要患结胸。脉见紧的，必然咽喉疼痛。脉见弦的，必然两胁拘急疼痛。脉见细数的，是头痛还未停止。脉见沉紧的，必然想呕吐。脉见沉滑的，就会发生协热下利。脉见浮滑的，必大便要下血。

病在阳，应以汗解之，反以冷水潠[1]之，若灌之，其热被劫不得去，弥更益烦[2]，肉上粟起，意欲饮水，反不渴者，服文蛤散；若不差者，与五苓散。寒实结胸，无热证者，与三物小陷胸汤。用前第六方。

白散亦可服。七。一云与三物小白散。

文蛤散方

文蛤五两

上一味为散，以沸汤和一方寸匕服，汤用五合。

五苓散方

猪苓十八铢，去黑皮　　白术十八铢　　泽泻一两六铢　　茯苓十八铢　　桂枝半两，去皮

上五味为散，更于臼中治之，白饮和方寸匕服之，日三服，多饮暖水汗出愈。

白散方

桔梗三分　　巴豆一分，去皮心，熬黑研如脂　　贝母三分

上三味为散，内巴豆，更于臼中杵之，以白饮和服，强人半钱匕，羸者减之。病在膈上必吐，在膈下必利，不利进热粥一杯，利过不止，进冷粥一杯。身热皮粟不解，欲引衣自覆，若以水潠之、洗之，益令热却不得出，当汗而不汗则烦，假令汗出已，腹中痛，与芍药三两如

上法。

注[1]潠（xùn 徇）：喷也。即用冷水喷淋身体，是古代一种退热疗法。

　　[2]弥更益烦：烦热更重。"弥"、"更"、"益"同义，皆指更甚之意。"烦"，热的意思。

【语译】　病在表，应当用发汗法治疗，反而用冷水喷洒，或进行淋浴，使邪热被水寒所郁遏而不能外出，更加重了烦热不安，皮肤上泛起粟粒状小疙瘩，想要喝水，反而又不渴的，可以服用文蛤散治疗；如果病仍不好，给服五苓散治疗。如果是寒实结胸证，没有热证的，可给三物小陷胸汤。白散也可以服用。

太阳与少阳并病，头项强痛，或眩冒，时如结胸，心下痞鞭者，当刺大椎[1]第一间，肺俞[2]、肝俞[3]，慎不可发汗；发汗则谵语，脉弦，五日谵语不止，当刺期门。八。

注[1]大椎：穴位名。在第七颈椎和第一胸椎之间。

　　[2]肺俞：穴位名。在第三、四胸椎间，各旁开一寸五分。

　　[3]肝俞：穴位名。在第九、十胸椎之间，各旁开一寸五分。

【语译】　太阳病证未愈而又见少阳病证，出现头痛项强，或头目眩冒，有时像结胸证，见有心下痞塞硬满的，应当针刺大椎、肺俞、肝俞等穴位，不可以发汗；发汗就会出现谵语，脉弦，到第五天谵语还不止的，就当针刺期门穴。

妇人中风，发热恶寒，经水适来，得之七八日，热除而脉迟身凉。胸胁下满，如结胸状，谵语者，此为热入血室[1]也，当刺期门，随其实而取之。九。

注[1]血室：即子宫；也有的认为是冲脉或肝脏。

【语译】　妇女患太阳中风病，发热怕冷，适逢经水来潮，得病已七、八天，发热退而脉迟身凉。胸胁以下胀满，好像结胸证，而且有谵语的，这是邪热已侵入血室，应当针刺期门穴，对热实用泻法治疗。

妇人中风，七八日续得寒热，发作有时，经水适断者，此为热入血室，其血必结，故使如疟状，发作有时，小柴胡汤主之。方十。

柴胡半斤　黄芩三两　人参三两　半夏半升,洗　甘草三两　生姜三两,切　大枣十二枚,擘

上七味，以水一斗二升，煮取六升，去滓，再煎取三升，温服一升，日三服。

【语译】　妇女患中风病，已经七、八天，又出现恶寒发热之证，而且发作有定时，经水恰巧在此时停止的，这就是热入血室，邪热与血必然结滞，所以才出现寒热如疟，而且发作有一定的时间，应当用小柴胡汤治疗。

妇人伤寒，发热，经水适来，昼日明了，暮则谵语如见鬼状者[1]，此为热入血室，无犯胃气，及上二焦，必自愈。十一。

注[1]如见鬼状：指精神昏糊错乱。

【语译】　妇女患伤寒病，发热，恰逢经水来潮之时，白天神智清楚，到了黄昏就谵语，好像见鬼一样，这也是热入血室，治疗上不要去损伤胃气，也不要去损伤中上二焦，病必然会自愈。

伤寒六七日，发热，微恶寒，支节烦疼[1]，微呕，心下支结[2]，外证未去者，柴胡桂枝汤主之。方十二。

桂枝去皮　黄芩一两半　人参一两半　甘草一两,炙　半夏二合半,洗　芍药一两半　大枣六枚,擘　生姜一两半,切　柴胡四两

上九味，以水七升，煮取三升，去滓，温服一升，本

云人参汤，作如桂枝法，加半夏、柴胡、黄芩、复如柴胡法，今用人参作半剂。

注[1]支节烦疼：此指四肢关节疼痛较甚。烦，很、甚之意。

[1]心下支结：此指心下部有支撑痞闷感。"支"，支撑之意；"结"，气不通。

【语译】　患伤寒病已六七天，发热而有轻微怕冷，四肢关节疼痛较剧，有轻微呕逆，胸脘部有支撑和满闷的感觉，如果还有表证存在的，应当用柴胡桂枝汤治疗。

伤寒五六日，已发汗而复下之，胸胁满微结，小便不利，渴而不呕，但头汗出，往来寒热，心烦者，此为未解也，柴胡桂枝干姜汤主之。方十三。

柴胡半斤　桂枝三两,去皮　干姜二两　栝楼根四两　黄芩三两　牡蛎二两,熬　甘草二两,炙

上七味，以水一斗二升，煮取六升，去滓，再煎取三升，温服一升，日三服，初服微烦，复服汗出便愈。

【语译】　患伤寒病已五六天，曾经发过汗而又再次攻下，以致出现胸胁胀满和有轻微的堵闷，小便不通利，口渴而不呕吐，只有头部出汗，寒来热往，热来寒休，心烦不安的，这是病邪还没有解除，应当用柴胡桂枝干姜汤治疗。

伤寒五六日，头汗出，微恶寒，手足冷，心下满，口不欲食，大便鞕，脉细者，此为阳微结[1]，必有表，复有里也。脉沉亦在里也，汗出为阳微，假令纯阴结[2]，不得复有外证，悉入在里，此为半在里半在外也。脉虽沉紧，不得为少阴病，所以然者，阴不得有汗，今头汗出，故知非少阴也，可与小柴胡汤。设不了了者，得屎而

解。十四。用前第十方。

注[1]阳微结：成无己云："大便硬为阳结，此邪热虽传于里，然以外
　　滞表邪，则热结犹浅，故曰阳微结。"

　　[2]纯阴结：阳虚寒凝引起的大便燥结。

【语译】　伤寒已经五六天，头部出汗，轻微怕冷，手足发
凉，心脘满闷，口不欲进食，大便秘结，脉细的，这是阳微结。
必然是有表证，又有里证。脉沉也是里证的表现，头汗出是阳
微结，假如是单纯阴结证，就不应当还有表证，而应该全是里
证，现在的病证是半在里半在外。脉象虽然沉紧，也不能认为
是少阴病，所以这样说，因为阴证不能有汗，现在头部出汗，所
以知道不是少阴病，可给服小柴胡汤。如果服药后还感到不
适，设法使大便通畅而病可愈。

　　伤寒五六日，呕而发热者，柴胡汤证具，而以他药
下之，柴胡证仍在者，复与柴胡汤。此虽已下之，不为
逆，必蒸蒸而振，却发热汗出而解。若心下满而鞭痛
者，此为结胸也，大陷胸汤主之。但满而不痛者，此为
痞，柴胡不中与之，宜半夏泻心汤。方十五。

　　半夏半升，洗　黄芩　干姜　人参　甘草炙，各三两　黄
连一两　大枣十二枚，擘

　　上七味，以水一斗，煮取六升，去滓，再煎取三升，
温服一升，日三服。须大陷胸汤者，方用前第二法。一方
用半夏一升

【语译】　伤寒五六天，呕吐而又发热的，柴胡汤证已具备，
反而用其他药攻下，如果柴胡证仍然存在的，可再给服柴胡汤
治疗。虽然已用过攻下药，也不为误治，但再服柴胡汤必定会
剧烈寒战，然后发热出汗而病愈。如果见有胃脘部胀满而硬痛
的，这已成结胸证，应当用大陷胸汤治疗。攻下以后只感觉满

闷而不疼痛的，这是痞证，就不要服用柴胡汤，宜用半夏泻心汤治疗。

太阳少阳并病，而反下之，成结胸，心下鞕，下利不止，水浆不下，其人心烦。

【语译】　太阳表证未除而少阳又发病，反而用攻下法治疗，以致造成结胸证，出现心下部坚硬，下利不止，水浆不能入口，并且心烦不安。

脉浮而紧，而复下之，紧反入里，则作痞，按之自濡，但气痞耳。

【语译】　脉浮而紧，反误用攻下药，使表寒邪气入里，成为痞证，在胃脘部按之柔软而不疼痛，这只不过是气的痞塞罢了。

太阳中风，下利呕逆，表解者，乃可攻之。其人漐漐汗出，发作有时，头痛，心下痞鞕满，引胁下痛，干呕短气，汗出不恶寒者，此表解里未和也。十枣汤主之。方十六。

芫花熬　甘遂　大戟

上三味，等分，各别捣为散，以水一升半，先煮大枣肥者十枚，取八合，去滓，内药末，强人服一钱匕，羸人服半钱，温服之，平旦服若下少，病不除者，明日更服，加半钱，得快下利后，糜粥自养。

【语译】　太阳中风证，出现下利呕吐，表证已解除的，才可以进行攻下。如果病人全身微微汗出，而且发作有定时，头痛，胸脘下痞塞硬满，并牵引两胁下疼痛，干呕气短，汗出而不怕冷的，这是表邪已解而里不和的表现，应当用十枣汤治疗。

太阳病，医发汗，遂[1]发热恶寒，因复下之，心下痞，表里俱虚，阴阳气并竭，无阳则阴独[2]。复加烧针，因胸烦，面色青黄，肤眴[3]者，难治；今色微黄，手足温者，易愈。

注[1]遂：终，竟，终于。

[2]无阳则阴独：阳指表，阴指里。即无表证而里证独见。

[3]肤眴：肌肤跳动不宁。

【语译】 太阳病，经医生发汗后，终竟仍有发热怕冷，就又用药攻下，造成心下部痞满，这是表里皆虚，使阴气和阳气都受损而衰竭，表证虽除而心下部痞的里证独存。又反用烧针法治疗，因而使胸中烦热，面色青黄，肌肉皮肤跳动，这就很难治疗；现在病人面色微微发黄，手足还温暖的，就容易治愈。

心下痞，按之濡，其脉关上浮者，大黄黄连泻心汤主之。方十七。

大黄二两　黄连一两

上二味，以麻沸汤[1]二升渍[2]之，须臾绞去滓，分温再服。 臣亿等看详大黄黄连泻心汤，诸本皆二味，又后附子泻心汤，用大黄、黄连、黄芩、附子，恐是前方中亦有黄芩，后但加附子也，故后云附子泻心汤，本云加附子也。

注[1]麻沸汤：滚动的沸水。清代钱潢《伤寒溯源集》："曰麻沸汤者，言汤沸时泛沫之多，其乱如麻也。"

[2]渍（zì自）：浸泡。

【语译】 心下部痞满，按之柔软而不硬，病人关部脉现浮的，应当用大黄黄连泻心汤治疗。

心下痞，而复恶寒汗出者，附子泻心汤主之。方十八。

大黄二两　黄连一两　黄芩一两　附子一枚,炮,去皮,破,别煮取汁

上四味,切三味,以麻沸汤二升,渍之,须臾,绞去滓,内附子汁,分温再服。

【语译】　心下部痞闷,又有怕冷出汗的,应当用附子泻心汤治疗。

本以下之,故心下痞,与泻心汤。痞不解,其人渴而口燥烦,小便不利者,五苓散主之。十九。一方云,忍之一日乃愈。用前第七证方。

【语译】　本来由于攻下,造成心下部痞闷,给服泻心汤治疗。服药后痞证仍不解除,病人渴而口干燥心烦,小便不通利的,应当用五苓散治疗。另有一法说:忍耐一天病就会好。

伤寒汗出解之后,胃中不和,心下痞鞕,干噫食臭[1],胁下有水气,腹中雷鸣,下利者,生姜泻心汤主之。方二十。

生姜四两,切　甘草三两,炙　人参三两　干姜一两　黄芩三两　半夏半升,洗　黄连一两　大枣十二枚,擘

上八味,以水一斗,煮取六升,去滓,再煎取三升,温服一升,日三服。附子泻心汤,本云加附子,半夏泻心汤,甘草泻心汤,同体别名耳,生姜泻心汤,本云理中人参黄芩汤去桂枝、术,加黄连并泻肝法。

注[1]干噫食臭:嗳气而有饮食不化的气味。

【语译】　伤寒出汗而表证解除后,胃中不和,心下部痞满而硬,嗳气有未消化的饮食气味,胁下有水气,腹部有肠鸣响声,又有泻利的,应当用生姜泻心汤治疗。

伤寒中风，医反下之，其人下利日数十行，谷不化，腹中雷鸣，心下痞鞕而满，干呕心烦不得安，医见心下痞，谓病不尽，复下之，其痞益甚，此非结热，但以胃中虚，客气上逆，故使鞕也，甘草泻心汤主之。方二十一。

甘草四两，炙　黄芩三两　干姜三两　半夏半升，洗　大枣十二枚，擘　黄连一两

上六味，以水一斗，煮取六升，去滓，再煎取三升，温服一升，日三服。臣亿等谨按，上生姜泻心汤法，本云理中人参黄芩汤，今详泻心以疗痞，痞气因发阴而生，是半夏、生姜、甘草泻心三方，皆本于理中也，其方必各有人参，今甘草泻心中无者，脱落之也。又按《千金》并《外台秘要》，治伤寒䘌食用此方皆有人参，知脱落无疑。

【语译】　患伤寒中风表证，医生误用攻下药，使病人下利一日达数十次，水谷不消化，腹部有肠鸣的响声，心下部痞塞坚硬而胀满，干呕而心烦不安，医生见到有心下部痞塞，认为在里之病还未除尽，又再行攻下，使心下部痞满更加严重，这本来不是热结实证，只是胃肠中虚，邪热因而上逆，所以成为痞硬，应当用甘草泻心汤治疗。

伤寒服汤药，下利不止，心下痞鞕。服泻心汤已，复以他药下之，利不止，医以理中与之，利益甚。理中者，理中焦，此利在下焦，赤石脂禹余粮汤主之。复不止者，当利其小便。赤石脂禹余粮汤。方二十二。

赤石脂一斤，碎　太一禹余粮一斤，碎
上二味，以水六升，煮取二升，去滓，分温三服。
【语译】　伤寒病服汤药以后，下利不止，心下部痞闷坚硬。服泻心汤以后，又用其他药攻下，下利仍不止，医生改用理中汤

治疗，下利更加严重。因为理中汤，是治理中焦的药，这种下利是病在下焦，应当用赤石脂禹余粮汤治疗。服药后仍然下利不止的，就应当利小便以实大便。

伤寒吐下后，发汗，虚烦，脉甚微，八九日心下痞鞕，胁下痛，气上冲咽喉，眩冒，经脉动惕者，久而成痿[1]。

注[1] 痿：证候名。指两足痿软无力。

【语译】 伤寒经过催吐和攻下以后，又用发汗法治疗，因而出现虚烦不安，脉来极微弱，到八九天的时候，又出现心下部痞闷坚硬，胁下疼痛，有气上冲咽喉，头目眩晕，全身经脉跳动不宁的，日久不愈就会成为痿证。

伤寒发汗，若吐若下，解后心下痞鞕，噫气不除者，旋覆代赭汤主之。方二十三。

旋覆花三两　人参二两　生姜五两　代赭一两　甘草三两，炙　半夏半升，洗　大枣十二枚，擘

上七味，以水一斗，煮取六升，去滓，再煎取三升。温服一升，日三服。

【语译】 伤寒经过发汗，或涌吐和泻下，病愈以后，又续发心下痞硬，嗳气不消除的，应当用旋覆代赭汤治疗。

下后不可更行桂枝汤，若汗出而喘，无大热者，可与麻黄杏子甘草石膏汤。方二十四。

麻黄四两　杏仁五十个，去皮尖　甘草二两，炙　石膏半斤，碎，绵裹

上四味，以水七升，先煮麻黄，减二升，去白沫，内诸药，煮取三升，去滓，温服一升。本云黄耳杯。

【语译】 攻下后不可再服桂枝汤，如果汗出而又气喘，热

在里而外没有大热的,可给麻黄杏子甘草石膏汤。

太阳病,外证未除,而数下之,遂协热而利,利下不止,心下痞鞕,表里不解者,桂枝人参汤主之。方二十五。

桂枝四两,别切　甘草四两,炙　白术三两　人参三两　干姜三两

上五味,以水九升,先煮四味,取五升,内桂,更煮取三升,去滓,温服一升,日再夜一服。

【语译】 太阳病,表证没有解除,又多次攻下,因而表热夹里寒而下利,致使下利不止,心下痞满坚硬,这种表证和里证都不除的,应当用桂枝人参汤治疗。

伤寒大下后,复发汗,心下痞,恶寒者,表未解也。不可攻痞,当先解表,表解乃可攻痞。解表宜桂枝汤,攻痞宜大黄黄连泻心汤。二十六。泻心汤用前第十七方。

【语译】 伤寒用峻药大下之后,又发汗,因而出现心下部痞闷,又有怕冷的,这是表证还没有解除。不可去治痞证,应当先治表证,然后才可治痞。解表宜用桂枝汤,治痞宜用大黄黄连泻心汤。

伤寒发热,汗出不解,心中痞鞕,呕吐而下利者,大柴胡汤主之。二十七。用前第四方。

【语译】 伤寒发热,汗出而病不愈,心下部痞满坚硬,又有呕吐而下利的,应当用大柴胡汤治疗。

病如桂枝证,头不痛,项不强,寸脉微浮,胸中痞鞕,气上冲喉咽,不得息[1]者,此为胸有寒[2]也。当吐

之，宜瓜蒂散。方二十八。

瓜蒂一分，熬黄　赤小豆一分

上二味，各别捣筛，为散已合治之，取一钱匕，以香豉一合，用热汤七合，煮作稀糜，去滓，取汁和散，温顿服之。不吐者，少少加[3]，得快吐乃止，诸亡血虚家[4]，不可与瓜蒂散。

注[1]不得息：指呼吸困难。

[2]胸有寒：指胸中有痰饮。

[3]少少加：逐渐增加。"少少"即"稍稍"。

[4]虚家：正气素虚的人。

【语译】　病情好像是桂枝汤证，但头不痛，项部不强，寸脉微浮，胸中痞塞坚硬，有气上冲咽喉，使呼吸困难的，这是胸中有寒痰水饮所致。应当用涌吐法治疗，可给瓜蒂散。

病胁下素有痞，连在脐傍，痛引少腹，入阴筋[1]者，此名脏结，死。二十九。

注[1]阴筋：指外阴。

【语译】　病人胁下素有痞积，并连系在脐傍，疼痛时牵引少腹，并使外阴缩入的，这叫脏结证，是死证。

伤寒若吐若下后，七八日不解，热结在里，表里俱热，时时恶风，大渴，舌上干燥而烦，欲饮水数升者，白虎加人参汤主之。方三十。

知母六两　石膏一斤，碎　甘草二两，炙　人参二两　粳米六合

上五味，以水一斗，煮米熟汤成，去滓，温服一升，日三服。此方立夏后，立秋前乃可服，立秋后不可服。正月二月三月尚凛冷，亦不可与服之，与之则呕利而腹

痛。诸亡血虚家亦不可与，得之则腹痛利者，但可温之，当愈。

【语译】 患伤寒或经过涌吐，或经过攻下以后，七八天病还不愈，使热邪结在里，形成表里皆热，出现时时怕风，口渴得很厉害，舌上干燥而心烦，想大量饮水达数升的，应当用白虎加人参汤治疗。

伤寒无大热，口燥渴，心烦，背微恶寒者，白虎加人参汤主之。三十一。用前方。

【语译】 患伤寒表热不甚，口中干燥而渴，心烦不安，背部微觉怕冷的，应当用白虎加人参汤治疗。

伤寒脉浮，发热无汗，其表不解，不可与白虎汤。渴欲饮水，无表证者，白虎加人参汤主之。三十二。用前方。

【语译】 伤寒脉见浮，发热不出汗，表证没有解除的，不可给服白虎汤。口渴欲饮水，又没有表证的，才应当用白虎加人参汤治疗。

太阳少阳并病，心下鞕，颈项强而眩者，当刺大椎、肺俞、肝俞，慎勿下之。三十三。

【语译】 太阳病证未解而又出现少阳病证，心下部坚硬，颈项强而头目眩晕的，应当针刺大椎、肺俞、肝俞等穴，切不可用攻下药。

太阳与少阳合病，自下利者，与黄芩汤；若呕者，黄芩加半夏生姜汤主之。三十四。

黄芩汤方

黄芩三两　芍药二两　甘草二两,炙　大枣十二枚,擘

上四味，以水一斗，煮取三升，去滓，温服一升，日

再夜一服。

黄芩加半夏生姜汤方

黄芩三两　芍药二两　甘草二两,炙　大枣十二枚,擘　半夏半升,洗　生姜一两半,一方三两,切

上六味,以水一斗,煮取三升,去滓,温服一升,日再夜一服。

【语译】　太阳与少阳同时发病,自行下利的,可给服黄芩汤;如果有呕吐的,应当用黄芩加半夏生姜汤。

伤寒胸中有热,胃中有邪气[1],腹中痛,欲呕吐者,黄连汤主之。方三十五。

黄连三两　甘草三两,炙　干姜三两　桂枝三两,去皮　人参二两　半夏半升,洗　大枣十二枚,擘

上七味,以水一斗,煮取六升,去滓,温服,昼三夜二。疑非仲景方。

注[1]邪气:指寒邪。

【语译】　伤寒胸中有热邪,胃肠中有寒邪,腹部疼痛,想呕吐的,应当用黄连汤治疗。

伤寒八九日,风湿相抟,身体疼烦[1],不能自转侧,不呕,不渴,脉浮虚而涩者,桂枝附子汤主之。若其人大便鞕,一云脐下心下鞕。小便自利者,去桂加白术汤主之。三十六。

桂枝附子汤方

桂枝四两,去皮　附子三枚,炮,去皮,破　生姜三两,切　大枣十二枚,擘　甘草二两,炙

上五味,以水六升,煮取二升,去滓,分温三服。

去桂加白术汤方

附子三枚,炮,去皮,破　白术四两　生姜三两,切　甘草二两,炙　大枣十二枚,擘

上五味,以水六升,煮取二升,去滓,分温三服。初一服,其人身如痹[2],半日许复服之,三服都尽,其人如冒状,勿怪,此以附子术,并走皮内,逐水气未得除,故使之耳,法当加桂四两,此本一方二法,以大便鞕,小便自利,去桂也;以大便不鞕,小便不利,当加桂,附子三枚恐多也,虚弱家及产妇,宜减服之。

注[1]疼烦:疼痛剧烈。烦,此处是剧烈的意思。

[2]痹:指麻木不仁。

【语译】　患伤寒八九天,由于风湿之邪相合,全身疼痛剧烈,不能自由转动身体,不呕吐,不口渴,脉象浮虚而涩的,应当用桂枝附子汤治疗。如果病人大便坚硬,小便通利的,应当用去桂枝加白术汤治疗。

风湿相抟,骨节疼烦,掣痛[1]不得屈伸,近之则痛剧,汗出短气,小便不利,恶风不欲去衣,或身微肿者,甘草附子汤主之。方三十七。

甘草二两,炙　附子二枚,炮,去皮,破　白术二两　桂枝四两,去皮

上四味,以水六升,煮取三升,去滓,温服一升,日三服。初服得微汗则解,能食,汗止复烦者,将服五合,恐一升多者,宜服六七合为始。

注[1]掣痛:牵引抽掣疼痛。

【语译】　风湿邪气相合,周身关节疼痛难忍,筋脉抽掣疼痛而不能屈伸,按之则疼痛更厉害,汗出而气短,小便不利,畏

恶风寒不想脱掉衣服,有的全身轻微浮肿,应当用甘草附子汤治疗。

伤寒脉浮滑,此以表有热,里有寒[1],白虎汤主之。方三十八。

知母六两　石膏一斤,碎　甘草二两,炙　粳米六合

上四味,以水一斗,煮米熟汤成,去滓,温服一升,日三服。臣亿等谨按前篇云,热结在里,表里俱热者,白虎汤主之。又云其表不解,不可与白虎汤,此云脉浮滑,表有热,里有寒者,必表里字差矣。又阳明一证云,脉浮迟,表热里寒,四逆汤主之。又少阴一证云,里寒外热,通脉四逆汤主之。以此表里自差,明矣,《千金翼》云,白通汤非也。

注[1]里有寒:据医理推断,"寒"字当是"热"。

【语译】　伤寒脉来浮滑,这是因为表里都有热,应当用白虎汤治疗。

伤寒脉结代,心动悸,炙甘草汤主之。方三十九。

甘草四两,炙　生姜三两,切　人参二两　生地黄一斤　桂枝三两,去皮　阿胶二两　麦门冬半升,去心　麻仁半升　大枣三十枚,擘

上九味,以清酒七升,水八升,先煮八味,取三升,去滓,内胶烊消尽,温服一升,日三服。一名复脉汤。

【语译】　患伤寒病而见结代脉,心中悸动不安的,应当用炙甘草汤治疗。

脉按之来缓,时一止复来者,名曰结。又脉来动而中止,更来小数,中有还者反动[1],名曰结,阴也。脉来动而中止,不能自还,因而复动者,名曰代,阴也。得此脉者必难治。

注[1]反动：即复动，指脉搏恢复搏动。"反""复"双声，故"反"即"复"。

【语译】 脉来缓慢，时有间歇而又再来的，叫做结脉。它是脉在搏动中出现歇止，再来时略数，其中有加速补偿而再恢复正常搏动的，这就是结脉，属阴脉。如果脉来搏动而有歇止，不能自行补偿而再次搏动的，名叫代脉，也属阴脉。凡出现这样脉象的难以治疗。

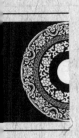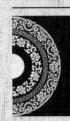

卷第五

伤寒论

汉　张仲景述　晋　王叔和撰次

宋　林　亿校正

明　赵开美校刻

沈　琳同校

辨阳明病脉证并治第八　辨少阳病脉证并治第九

辨阳明病脉证并治第八合四十四法，方一十首，一方附，并见阳明少阳合病法。

【提要】　本篇首先以"太阳阳明"、"正阳阳明"、"少阳阳明"叙述了阳明病邪之来路和阳明病的成因。继之以"胃家实"三字高度概括了阳明病证的里、热、实三大特点。

阳明里实证，轻重不一，故其治疗有调胃承气汤、小承气汤、大承气汤之异。

阳明热证，包括热郁于上的栀子豉汤证，热盛于中的白虎加人参汤证、热与水结于下的猪苓汤证。

仲景以挟宾定主手法，论阳明虚寒病证于阳明里热实证之前，意在对比求辨。同时本篇论述了湿热发黄的茵陈蒿汤证、栀子柏皮汤证、麻黄连轺赤小豆汤证，为阳明邪热与脾湿相合为患，不专为阳明所主，故置于篇末。

阳明病，不吐不下，心烦者，可与调胃承气汤。第一。三味，前有阳明病二十七证。

136

阳明病，脉迟，汗出不恶寒，身重短气，腹满潮热，大便鞕，大承气汤主之。若腹大满不通者，与小承气汤。第二。大承气四味小承气三味。

阳明病，潮热，大便微鞕者，可与大承气汤。若不大便六七日，恐有燥屎，与小承气汤。若不转矢气，不可攻之。后发热复鞕者，小承气汤和之。第三。用前第二方，下有二病证。

伤寒若吐下不解，至十余日，潮热，不恶寒，如见鬼状，微喘直视，大承气汤主之。第四。用前第二方。

阳明病，多汗，胃中燥，大便鞕，谵语，小承气汤主之。第五。用前第二方。

阳明病，谵语，潮热，脉滑疾者。小承气汤主之。第六。用前第二方。

阳明病，谵语，潮热，不能食，胃中有燥屎，宜大承气汤下之。第七。用前第二方。下有阳明病一证。

汗出谵语，有燥屎在胃中。过经乃可下之，宜大承气汤。第八。用前第二方，下有伤寒病一证。

三阳合病，腹满身重，谵语遗尿，白虎汤主之。第九。四味。

二阳并病，太阳证罢，潮热汗出，大便难，谵语者，宜大承气汤。第十。用前第二方。

阳明病，脉浮紧，咽燥口苦，腹满而喘，发热汗出，恶热身重。若下之，则胃中空虚，客气动膈，心中懊憹，舌上胎者，栀子豉汤主之。第十一。二味。

若渴欲饮水，舌燥者，白虎加人参汤主之。第十二。五味。

若脉浮发热，渴欲饮水，小便不利者，猪苓汤主之。第十三。五味。下有不可与猪苓汤一证。

脉浮迟，表热里寒，下利清谷者，四逆汤主之。第十四。三味。下有二病证。

阳明病下之，外有热，手足温，不结胸，心中懊憹，不能食，但头汗出，栀子豉汤主之。第十五。用前第十一方。

阳明病，发潮热，大便溏，胸满不去者，与小柴胡汤。第十六。七味。

阳明病，胁下满，不大便而呕，舌上胎者，与小柴胡汤。第十七。用上方。

阳明中风，脉弦浮大，短气腹满，胁下及心痛，鼻干不得汗，嗜卧身黄，小便难，潮热而哕，与小柴胡汤。第十八。用上方。

脉但浮，无余证者，与麻黄汤。第十九。四味。

阳明病，自汗出，若发汗，小便利，津液内竭，虽鞕不可攻之。须自大便，蜜煎导而通之。若土瓜根，猪胆汁。第二十。一味猪胆方附。二味。

阳明病，脉迟，汗出多，微恶寒，表未解，宜桂枝汤。第二十一。五味。

阳明病，脉浮，无汗而喘，发汗则愈，宜麻黄汤。第二十二。用前第十九方。

阳明病，但头汗出，小便不利，身必发黄，茵陈蒿汤主之。第二十三。三味。

阳明证，喜忘，必有畜血，大便黑，宜抵当汤下之。第二十四。四味。

阳明病下之，心中懊憹而烦，胃中有燥屎者，宜大承气汤。第二十五。用前第二方。下有一病证。

病人烦热，汗出解，如疟状，日晡发热。脉实者，宜大承气汤；脉浮虚者，宜桂枝汤。第二十六。大承气汤用前第二方。桂枝汤用前第二十一方。

大下后，六七日不大便，烦不解，腹满痛，本有宿食，宜大承气汤。第二十七。用前第二方。

病人小便不利，大便乍难乍易，时有微热，宜大承气汤。第二十八。用前第二方。

食谷欲呕，属阳明也，吴茱萸汤主之。第二十九。四味。

太阳病，发热，汗出恶寒，不呕，心下痞，此以医下之也。如不下，不恶寒而渴，属阳明，但以法救之，宜五苓散。第三十。五味。下有二病证。

趺阳脉浮而涩，小便数，大便鞕，其脾为约，麻子仁丸主之。第三十一。六味。

太阳病三日，发汗不解，蒸蒸热者，调胃承气汤主之。第三十二。用前第一方。

伤寒吐后，腹胀满者，与调胃承气汤。第三十三。用前第一方。

太阳病，若吐下发汗后，微烦，大便鞕，与小承气和之。第三十四。用前第二方。

得病二三日，脉弱，无太阳柴胡证，烦躁，心下鞕，小便利，屎定鞕，宜大承气汤。第三十五。用前第二方。

伤寒六七日，目中不了了，睛不和，无表里证，大便难，宜大承气汤。第三十六。用前第二方。

阳明病，发热汗多者，急下之，宜大承气汤。第三十七。用前第二方。

发汗不解，腹满痛者，急下之，宜大承气汤。第三十八。用前第二方。

腹满不减，减不足言，当下之，宜大承气汤。第三十九。用前第二方。

阳明少阳合病，必下利，脉滑而数，有宿食也，当下之，宜大承气汤。第四十。用前第二方。

病人无表里证，发热七八日，脉数，可下之。假令已下，不大便者，有瘀血，宜抵当汤。第四十一。用前第二十四方，下有二病证。

伤寒七八日，身黄如桔色，小便不利，茵陈蒿汤主之。第四十二。用前第二十三方。

伤寒身黄发热，栀子柏皮汤主之。第四十三。三味。

伤寒瘀热在里，身必黄，麻黄连轺赤小豆汤主之。第四十四。八味。

问曰：病有太阳阳明，有正阳阳明，有少阳阳明，何谓也？答曰：太阳阳明者，脾约[1]—云络。是也；正阳阳明者，胃家实是也；少阳阳明者，发汗利小便已，胃中燥烦实，大便难是也。

注[1]脾约：胃肠燥热，损伤津液，使脾不能为胃行其津液，因而使大便秘结的，称做"脾约"。

【语译】 问：病有太阳阳明，有正阳阳明，有少阳阳明，说的是什么意思？答：太阳阳明，就是脾约；正阳阳明，就是胃家实；少阳阳明，是发汗利小便后，胃肠干燥，里热结实，而出现的大便困难。

阳明之为病，胃家实—作寒。是也。

【语译】 阳明病的表现，就是肠胃燥热结实的证候。

问曰：何缘得阳明病？答曰：太阳病，若发汗，若下，若利小便，此亡津液，胃中干燥，因转属阳明。不更衣[1]，内实，大便难者，此名阳明也。

注[1]更衣：解大便之雅文。

【语译】 问：什么缘故得阳明病？答：太阳病，或者发汗，或者攻下，或者利小便，这就大伤津液，而致胃肠干燥，邪热就转入阳明。不大便，胃中里热结实，大便困难的，这就叫做阳明病。

问曰：阳明病外证云何？答曰：身热，汗自出，不恶寒，反恶热也。

【语译】 问：阳明病表现在外部的证候是什么？答：身体发热，汗自出，不怕冷，反而怕热。

140

问曰：病有得之一日，不发热而恶寒者，何也？答曰：虽得之一日，恶寒将自罢，即自汗出而恶热也。

【语译】 问：阳明病初得的时候，不发热反而怕冷，这是为什么？答：虽然是初得的第一天，怕冷也将自行停止，随即就会出现自汗出而怕热。

问曰：恶寒何故自罢？答曰：阳明居中，主土也，万物所归，无所复传，始虽恶寒，二日自止，此为阳明病也。

【语译】 问：怕冷为什么能自止呢？答：阳明居中央，主土，为万物之所归，而无所再传，开始虽然怕冷，第二天就自止，这是阳明病。

本太阳初得病时，发其汗，汗先出不彻，因转属阳明也。伤寒发热无汗，呕不能食，而反汗出濈濈然者，是转属阳明也。

【语译】 本来是太阳病，初得病时，发汗，汗出不透，因而转属阳明，伤寒发热而无汗，呕吐不能进食，反见连绵不断汗出的，这是病已转入阳明。

伤寒三日，阳明脉大。

【语译】 伤寒第三日，邪气传入阳明时脉会见到洪大。

伤寒脉浮而缓，手足自温者，是为系[1]在太阴。太阴者，身当发黄，若小便自利者，不能发黄。至七八日大便鞕者，为阳明病也。

注[1]系：连系。

【语译】 伤寒脉浮而缓，手足温的，这是邪气传向太阴。太阴病，身体应当发黄，如果小便通利的，就不能发黄。经过七八天而大便硬结的，这就是阳明病了。

伤寒转系阳明者，其人濈然微汗出也。

【语译】 伤寒病转系阳明时，病人就会不断地微微出汗。

阳明中风，口苦咽干，腹满微喘，发热恶寒，脉浮而紧，若下之，则腹满小便难也。

【语译】 阳明中风证，可见到口苦咽干，腹部胀满微有气喘，发热怕冷，脉浮而紧，如果用药攻下，就会腹部更胀满和小便困难。

阳明病，若能食，名中风；不能食，名中寒。

【语译】 阳明病，如果能够进食的，叫做中风；不能进食的，叫做中寒。

阳明病，若中寒者，不能食，小便不利，手足濈然汗出，此欲作固瘕[1]，必大便初鞕后溏。所以然者，以胃中冷，水谷不别故也。

注[1]固瘕(jiǎ 假)：古证候名，即大便初硬后溏，是由胃中虚冷，水谷不化而停积腹中造成的。

【语译】 阳明病，如感受寒邪的，就不能进食，小便不利，手足不断地出汗，这将要成为固瘕，必然是大便初头干硬而后段稀溏。之所以这样，是由于胃肠虚冷，水谷不能消化的缘故。

阳明病，初欲食，小便反不利，大便自调，其人骨节疼，翕翕如有热状，奄然[1]发狂，濈然汗出而解者，此水不胜谷气[2]，与汗共并，脉紧则愈。

注[1]奄(yǎn 掩)然：忽然。

[2]谷气：即水谷之精气。

【语译】 阳明病，起初想进食，小便反而不利，大便通调，病人骨节疼痛，有如轻浅发热的样子，突然发狂，汗出而病愈的，这是水湿邪气不能战胜水谷精气，湿邪随汗排出体外，脉来紧的病将痊愈。

阳明病欲解时，从申至戌上。

【语译】 阳明病将愈时，是从下午三时至九时。

阳明病，不能食，攻其热必哕，所以然者，胃中虚冷故也。以其人本虚，攻其热必哕。

【语译】 阳明病，不能进食，如用攻热法治疗，就要出现呃逆，所以这样，是胃中虚寒的缘故。因为病人中气本来虚弱，攻下其热必然发生呃逆。

阳明病，脉迟，食难用饱，饱则微烦头眩，必小便难，此欲作谷瘅[1]。虽下之，腹满如故，所以然者，脉迟故也。

注[1]谷瘅（dān 单）："瘅"通"疸"，"谷瘅"是黄疸病的一种，它是因为饮食之湿邪不化，湿郁而发生的黄疸。

【语译】 阳明病，脉迟，饮食不能过饱，过饱就会心里微烦不安和头晕眼花，必然小便困难，这是将要发生谷瘅。虽用攻下药，腹部胀满和原来一样，所以这样，是因为脉迟的缘故。

阳明病，法多汗，反无汗，其身如虫行皮中状者，此以久虚故也。

【语译】 阳明病，按理应当多汗，反而无汗，病人身上有如小虫在皮肤中爬行感觉的，这是因为久虚的缘故。

阳明病，反无汗，而小便利，二三日呕而咳，手足厥者，必苦头痛。若不咳不呕，手足不厥者，头不痛。一云冬阳明。

【语译】 阳明病,反而不出汗,小便通利,经过二三日出现呕吐咳嗽,手足厥冷的,必然苦于头痛。如果不咳不呕,手足不厥冷的,头也就不会痛。

阳明病,但头眩不恶寒,故能食而咳,其人咽必痛。若不咳者,咽不痛。一云冬阳明。

【语译】 阳明病,只是头目眩晕而不怕冷,所以能进食而咳嗽,病人咽喉必痛。如果不咳嗽的,咽喉也不痛。

阳明病,无汗,小便不利,心中懊憹者,身必发黄。

【语译】 阳明病,无汗,小便不利,心中烦闷难耐的,全身必然发黄。

阳明病,被火,额上微汗出,而小便不利者,必发黄。

【语译】 阳明病,被误用火攻法治疗,额头部微有汗出,并有小便不利的,必然发黄。

阳明病,脉浮而紧者,必潮热发作有时,但浮者,必盗汗[1]出。

注[1]盗汗:指睡眠中出汗。

【语译】 阳明病,脉浮而紧的,必定时发潮热,只是脉浮的,必定盗汗。

阳明病,口燥但欲漱水,不欲咽者,此必衄。

【语译】 阳明病,口中干燥而只想用水嗽口,不想咽下的,这必定要衄血。

阳明病,本自汗出,医更重发汗,病已差,尚微烦不了了者,此必大便鞭故也。以亡津液,胃中干燥,故令大便鞭。当问其小便日几行，若本小便日三四行，今日再行，故知大便不久出。今为小便数少，以津液当还入胃中，故知不久必大便也。

【语译】 阳明病，原本自汗出，医生又大发汗，病已向愈，但还有微烦未去的，这必然是大便硬的缘故。这是因为津液被伤，胃肠干燥，所以大便硬。应当询问病人小便一日几次，如果原来小便一日三四次，现在一日二次，所以知道大便不久自出。现在小便次数减少，因而津液应当回入胃肠中，所以测知不久必然大便。

伤寒呕多，虽有阳明证，不可攻之。

【语译】 伤寒见呕吐严重，虽然有阳明证，也不可攻下。

阳明病，心下鞭满者，不可攻之。攻之利遂不止者死，利止者愈。

【语译】 阳明病，心下部位硬满的，不可攻下。如果攻下而造成泻利不止的会死，泻利能止的可以痊愈。

阳明病，面合色赤[1]，不可攻之，必发热。色黄者，小便不利也。

注[1]面合色赤：即满面通红。

【语译】 阳明病，满面通红，不可攻下，攻下必将发热。全身发黄色的，小便也不通利。

阳明病，不吐不下，心烦者，可与调胃承气汤。方一。

甘草二两,炙　芒硝半斤　大黄四两,清酒洗

上三味，切，以水三升，煮二物至一升，去滓，内芒硝，更上微火一二沸，温顿服之，以调胃气。

145

【语译】 阳明病，没有吐也没有下，心烦的，可给予调胃承气汤。

阳明病，脉迟，虽汗出不恶寒者，其身必重，短气腹满而喘，有潮热者，此外欲解，可攻里也。手足濈然汗出者，此大便已鞕也，大承气汤主之；若汗多，微发热恶寒者，外未解也，一法与桂枝汤。其热不潮，未可与承气汤；若腹大满不通者，可与小承气汤，微和胃气，勿令至大泄下。大承气汤。方二。

大黄四两,酒洗　厚朴半斤,炙,去皮　枳实五枚,炙　芒硝三合

上四味，以水一斗，先煮二物，取五升，去滓，内大黄，更煮取二升，去滓，内芒硝，更上微火一两沸，分温再服，得下余勿服。

小承气汤方

大黄四两　厚朴二两,炙,去皮　枳实三枚,大者,炙

上三味，以水四升，煮取一升二合，去滓，分温二服。初服汤当更衣，不尔者尽饮之，若更衣者，勿服之。

【语译】 阳明病，脉迟，虽然汗出而不怕冷，病人身体必然感到沉重，气短和腹部胀满而喘，有潮热的，这是表证已愈，就可以攻里了。手足不断出汗的，这是大便已经成硬，应当用大承气汤治疗；如果汗多，并有微发热怕冷的，是表证未愈。不发潮热，就不可给承气汤攻里；如果腹部有明显胀满而气不通的，可给小承气汤，稍微调和胃气，不要造成病人大泄大下。

阳明病，潮热，大便微鞕者，可与大承气汤；不鞕者不可与之。若不大便六七日，恐有燥屎，欲知之法，少与小承气汤，汤入腹中，转矢气[1]者，此有燥屎也，乃可

攻之。若不转矢气者，此但初头鞕，后必溏，不可攻之，攻之必胀满不能食也。欲饮水者，与水则哕。其后发热者，必大便复鞕而少也，以小承气汤和之。不转矢气者，慎不可攻也。小承气汤。三。用前第二方。

注[1]矢气：肛门排出的气体。

【语译】 阳明病，发潮热，大便微硬的，可给大承气汤；大便不硬的就不可给。如果不大便六七日，恐怕已有燥屎，测知的方法是，可给少量的小承气汤服用，药入腹中以后，出现矢气的，这是有燥屎，才可以攻下。如果不出现矢气，这是大便初头硬，而后必然稀溏，就不可以攻下，如果误用攻下必然引起腹部胀满而不能进食。想要喝水的，饮水后就会呃逆。后来又发热的，必然是大便又转硬而且量少，用小承气汤和下。对于不出现矢气的，慎不可用攻下的方法。

　　夫实则谵语，虚则郑声。郑声者，重语也。直视谵语，喘满者死，下利者亦死。

【语译】 实证就会见谵语，虚证就会见郑声。所谓郑声，就是言语重复。两目直视而谵语，喘息胸闷的属死证，见下利的也是死证。

　　发汗多，若重发汗者，亡其阳[1]，谵语，脉短[2]者死，脉自和[3]者不死。

注[1]亡其阳：指过汗伤阳。
　[2]脉短：脉上不至寸，下不至尺，两头缩短，只在关部。
　[3]脉自和：脉与病相应，即脉不短。

【语译】 发汗过多，如果再大发汗的，就会伤阳，而发生谵语，如见脉短的就会死亡，如果脉不短而与证相适应的就不会死。

伤寒若吐若下后不解，不大便五六日，上至十余日，日晡所发潮热，不恶寒，独语如见鬼状。若剧者，发则不识人，循衣摸床，惕而不安，_{一云：顺衣妄撮，怵惕不安。}微喘直视，脉弦者生，涩者死。微者，但发热谵语者，大承气汤主之。若一服利，则止后服。四。_{用前第二方。}

【语译】 伤寒或用吐法或用下法之后，其病仍不解，不大便已五六日，甚至十多日，傍晚前后发潮热，不怕冷，自言自语好像见鬼一样。若是病情严重的，发病时就会使人精神昏糊而不识亲疏，两手循摩衣角和在床上乱摸，惊惕不安，稍发喘，两目直视，脉见弦象的可治，脉见涩象的必死。病轻的，只是发热谵语，应当用大承气汤治疗。如果服一剂药后大便通畅的，就不要再服了。

阳明病，其人多汗，以津液外出，胃中燥，大便必鞭，鞭则谵语，小承气汤主之；若一服谵语止者，更莫复服。五。_{用前第二方。}

【语译】 阳明病，病人多汗，因津液外泄，胃肠中干燥，大便必然干硬，大便硬就会出现谵语，应当用小承气汤治疗；如服一剂药谵语停止，就不要再服。

阳明病，谵语发潮热，脉滑而疾者，小承气汤主之。因与承气汤一升，腹中转气者，更服一升，若不转气者，勿更与之。明日又不大便，脉反微涩者，里虚也，为难治，不可更与承气汤也。六。_{用前第二方。}

【语译】 阳明病，谵语发潮热，脉滑而快速的，应当用小承气汤治疗。若给小承气汤一升，腹中有气转动的，可再服一升，如果腹中没有气转动的，就不要再给服药。次日又不大便，脉反而见微涩的，这是里气已虚，是难治之证，不可再给承气汤服用。

阳明病，谵语有潮热，反不能食者，胃中必有燥屎五六枚也；若能食者，但鞭耳，宜大承气汤下之。七。用前第二方。

【语译】 阳明病，谵语有潮热，反而不能进食的，肠中必然有燥屎五六枚；如果能进食，只是大便硬而已，宜用大承气汤攻下。

阳明病，下血谵语者，此为热入血室，但头汗出者，刺期门，随其实而泻之，濈然汗出则愈。

【语译】 阳明病，便血而谵语的，这是热入血室，只是头部出汗的，依照病证属实的情况要用针刺期门穴的方法泻邪气，其人通身汗出，病就能好。

汗汗一作卧。出谵语者，以有燥屎在胃中，此为风也。须下者，过经乃可下之。下之若早，语言必乱，以表虚里实故也。下之愈，宜大承气汤。八。用前第二方，一云大柴胡汤。

【语译】 病人汗出而谵语的，是因为有燥屎在肠中，这是风邪在表未解，需要攻下的，要待邪传阳明才可攻下。攻下如果太早，语言必然错乱，因为下之太早使表虚里实的缘故。里实证攻下可愈，宜用大承气汤。

伤寒四五日，脉沉而喘满，沉为在里，而反发其汗，津液越出，大便为难，表虚里实，久则谵语。

【语译】 伤寒四五日，脉沉而气喘胸闷，脉沉主病在里，而反用发汗法，使津液外泄，大便因而困难，形成表虚而里实，时间一长就产生谵语。

三阳合病[1]，腹满身重，难以转侧，口不仁[2]面垢[3]，又作枯，一云向经。谵语遗尿。发汗则谵语，下之则额上生汗，手足逆冷。若自汗出者，白虎汤主之。方九。

知母六两　石膏一斤,碎　甘草二两,炙　粳米六合

上四味，以水一斗，煮米熟汤成，去滓。温服一升，日三服。

注[1]三阳合病：即太阳，少阳，阳明三经同时发病。

[2]口不仁：此指口中麻木无知觉。

[3]面垢：指面色如蒙油垢。

【语译】　三阳合病，腹部胀满而身体沉重，难以转动，口不知味面色污浊如蒙有尘垢，谵语遗尿。用发汗法就会使谵语更加严重，攻下就会引起头额部出汗，手足逆冷。如果自汗的，应当用白虎汤治疗。

二阳并病，太阳证罢，但发潮热，手足漐漐汗出，大便难而谵语者，下之则愈，宜大承气汤。十。用前第二方。

【语译】　太阳和阳明并病，太阳病证已除，只是发潮热，手足不断的出汗，大便困难而谵语的，攻下就可愈，宜用大承气汤。

阳明病，脉浮而紧，咽燥口苦，腹满而喘，发热汗出，不恶寒反恶热，身重。若发汗则躁，心愦愦[1]公对切。反谵语。若加温针，必怵惕[2]烦躁不得眠。若下之，则胃中空虚，客气动隔，心中懊侬，舌上胎者，栀子豉汤主之。方十一。

肥栀子十四枚,擘　香豉四合,绵裹

上二味，以水四升，煮栀子取二升半，去滓，内豉，更煮取一升半，去滓。分二服，温进一服，得快吐者，止

后服。

　　注[1]愦愦(kuì溃)：烦乱不安。

　　[2]怵惕(chù tì　触替)：恐惧惊慌。

　　【语译】　阳明病，脉浮而紧，咽喉干燥而口苦，腹部胀满而气喘，发热出汗，不怕冷反而怕热，身体沉重。如果发汗就会烦躁，心乱不安又有谵语。如果加用温针治疗，必然出现恐惧惊慌和烦躁而不能眠。如果攻下，就使胃中空虚，邪气扰动胸膈，引起心中懊恼，舌上有黄白腻苔的，应当用栀子豉汤治疗。

　　若渴欲饮水，口干舌燥者，白虎加人参汤主之。方十二。

　　知母六两　　石膏一斤，碎　　甘草二两，炙　　粳米六合　　人参三两

　　上五味，以水一斗，煮米熟汤成，去滓。温服一升，日三服。

　　【语译】　如果口渴想喝水，口干舌燥的，应当用白虎加人参汤治疗。

　　若脉浮发热，渴欲饮水，小便不利者，猪苓汤主之。方十三。

　　猪苓去皮　　茯苓　　泽泻　　阿胶　　滑石碎，各一两

　　上五味，以水四升，先煮四味，取二升，去滓，内阿胶烊消，温服七合，日三服。

　　【语译】　如果脉浮而发热，口渴想喝水，小便不利的，应当用猪苓汤治疗。

　　阳明病，汗出多而渴者，不可与猪苓汤，以汗多胃中燥，猪苓汤复利其小便故也。

【语译】 阳明病，出汗多而口渴的，不可给猪苓汤，因为出汗多而使胃中干燥，如再用猪苓汤就更加利小便的缘故。

脉浮而迟，表热里寒，下利清谷者，四逆汤主之。方十四。

甘草二两，炙　干姜一两半　附子一枚，生用，去皮，破八片

上三味，以水三升，煮取一升二合，去滓，分温二服。强人可大附子一枚，干姜三两。

【语译】 脉浮而迟，表有热而里有寒，下利完谷不化的，应当用四逆汤治疗。

若胃中虚冷，不能食者，饮水则哕。

【语译】 如果胃肠虚冷，不能进食的，饮水就要呃逆。

脉浮发热，口干鼻燥，能食者则衄。

【语译】 脉浮发热，口干鼻燥，能饮食的就会出现衄血。

阳明病，下之，其外有热，手足温，不结胸，心中懊憹，饥不能食，但头汗出者，栀子豉汤主之。十五。用前第十一方。

【语译】 阳明病，攻下后，外表有热，手足温暖，没有结胸证，心胸中却懊憹闷乱，饥饿而又不能进食，只是头部出汗的，应当用栀子豉汤治疗。

阳明病，发潮热，大便溏，小便自可，胸胁满不去者，与小柴胡汤。方十六。

柴胡半斤　黄芩三两　人参三两　半夏半升，洗　甘草三两，炙　生姜三两，切　大枣十二枚，擘

上七味，以水一斗二升，煮取六升，去滓，再煎取三

升。温服一升，日三服。

【语译】 阳明病，发潮热，大便稀溏，小便正常，胸胁部满闷不除的，可给小柴胡汤治疗。

阳明病，胁下鞕满，不大便而呕，舌上白胎者，可与小柴胡汤，上焦得通，津液得下，胃气因和，身濈然汗出而解。十七。用上方。

【语译】 阳明病，胁下部硬满，不大便而有呕吐，舌上有白苔的，可给与小柴胡汤，上焦得以通畅，津液就能下达，胃肠气机因而调和，周身就会不断出汗而病愈。

阳明中风，脉弦浮大，而短气，腹都满，胁下及心痛，久按之气不通，鼻干不得汗，嗜卧，一身及目悉黄，小便难，有潮热，时时哕，耳前后肿，刺之小差，外不解，病过十日，脉续浮者，与小柴胡汤。十八。用上方。

【语译】 阳明中风，脉弦浮大，而有气短，全腹胀满，两胁及心胸疼痛，久按仍觉闷胀不通，鼻干不得汗，喜卧，全身及面目皆发黄，小便不利，发潮热，时时呃逆，耳部前后都肿，针刺后病势稍减，外证不解，虽然病证已超过十日，脉象还持续浮弦的，给用小柴胡汤治疗。

脉但浮，无余证者，与麻黄汤。若不尿，腹满加哕者，不治。麻黄汤。方十九。

麻黄三两,去节　桂枝二两,去皮　甘草一两,炙　杏仁七十个,去皮尖

上四味，以水九升，煮麻黄减二升，去白沫，内诸药，煮取二升半，去滓。温服八合，覆取微似汗。

【语译】 如果只见脉浮，没有其他经证候时，给用麻黄汤

治疗。如果不解小便，腹部胀满而又呃逆的，是不治之证。

阳明病，自汗出，若发汗，小便自利者，此为津液内竭，虽鞕不可攻下之，当须自欲大便，宜蜜煎导而通之。若土瓜根及大猪胆汁，皆可为导。二十。

蜜煎方

食蜜[1]七合

上一味，于铜器内，微火煎，当须凝如饴状，搅之勿令焦著，欲可丸，并手捻作挺，令头锐，大如指，长二寸许。当热时急作，冷则硬。以内谷道[2]中，以手急抱，欲大便时乃去之。疑非仲景意，已试甚良。

又大猪胆一枚，泻汁，和少许法醋[3]，以灌谷道内，如一食顷[4]，当大便出宿食恶物，甚效。

注[1]食蜜：即蜂蜜。

[2]谷道：即肛门。

[3]法醋：即食用醋。

[4]一食顷：吃一顿饭的时间。

【语译】 阳明病，自汗出，如果再发汗，小便通利的，是内里津液不足，虽然大便秘结也不可攻下，应当等待病人自己想要大便的时候，用蜜煎法导便外出。或用土瓜根以及大猪胆汁等法，都可导便外出而病愈。

阳明病，脉迟，汗出多，微恶寒者，表未解也，可发汗，宜桂枝汤。二十一。

桂枝三两,去皮　芍药三两　生姜三两　甘草二两,炙　大枣十二枚,擘

上五味，以水七升，煮取三升，去滓，温服一升，须

臾,啜热稀粥一升,以助药力取汗。

【语译】 阳明病,脉迟,出汗很多,微恶风寒的,这是表邪未除,可以发汗,宜用桂枝汤。

阳明病,脉浮,无汗而喘者,发汗则愈,宜麻黄汤。二十二。用前第十九方。

【语译】 阳明病,脉浮,无汗而气喘的,发汗就可治愈,宜用麻黄汤治疗。

阳明病,发热汗出者,此为热越[1],不能发黄也。但头汗出,身无汗,剂颈而还,小便不利,渴引水浆者,此为瘀热在里,身必发黄,茵陈蒿汤主之。方二十三。

茵陈蒿六两　栀子十四枚,擘　大黄二两,去皮

上三味,以水一斗二升,先煮茵陈,减六升,内二味,煮取三升,去滓,分三服。小便当利,尿如皂荚汁状,色正赤,一宿腹减,黄从小便去也。

注[1]热越:热邪外越而出。越,发扬的意思。

【语译】 阳明病,发热出汗的,这是邪热可以外透,就不会发黄。只是头上出汗,全身不出汗,齐颈部而止,小便不利,口渴要喝汤水的,这是邪热瘀滞在里,身体必然要发黄,应当用茵陈蒿汤治疗。

阳明证,其人喜忘[1]者,必有畜血[2]。所以然者,本有久瘀血,故令喜忘。屎虽鞕,大便反易,其色必黑者,宜抵当汤下之。方二十四。

水蛭熬　虻虫去翅足,熬,各三十个　大黄三两,酒洗　桃仁二十个,去皮尖及两人者

上四味,以水五升,煮取三升,去滓,温服一升,不

下更服。

注[1]喜忘：善忘。

[2]畜血：即蓄血。营血瘀滞不通。

【语译】 阳明病，病人健忘的，必有瘀血停留。所以会这样，本来有陈旧的瘀血，因而使人健忘。大便虽然结硬，排出却很容易，但大便的颜色必然是黑的，宜用抵当汤攻下。

阳明病，下之，心中懊憹而烦，胃中有燥屎者，可攻。腹微满，初头鞕，后必溏，不可攻之。若有燥屎者，宜大承气汤。方二十五。用前第二方。

【语译】 阳明病，攻下后，心中郁闷难耐而烦，胃肠中有燥屎停滞的，可以再次攻下，腹部稍有胀满，大便初头硬结，后边必然稀溏，不可以攻下。如果是里实有燥屎的，宜用大承气汤攻下。

病人不大便五六日，绕脐痛，烦躁，发作有时者，此有燥屎，故使不大便也。

【语译】 病人不大便已有五六日，绕脐疼痛，烦躁，发作有一定时间的，这是有燥屎的表现，所以使病人不解大便。

病人烦热，汗出则解，又如疟状，日晡所发热者，属阳明也。脉实者，宜下之；脉浮虚者，宜发汗。下之与大承气汤，发汗宜桂枝汤。二十六。大承气汤用前第二方。桂枝汤用前第二十一方。

【语译】 病人烦热，如为表证，出汗就会缓解，现在又出现像疟疾发有定时一样，每到申时左右发热，这是病邪已归入阳明。脉实的，宜用攻下法；脉浮虚的，宜用发汗法。攻下给大承气汤；发汗宜用桂枝汤。

大下后，六七日不大便，烦不解，腹满痛者，此有燥屎也。所以然者，本有宿食故也，宜大承气汤。二十七。用前第二方。

【语译】 大攻下后，六七日不大便，烦躁未解除，腹部胀满疼痛的，这是有燥屎的表现。所以这样，是因为本来就有宿食的缘故，宜用大承气汤治疗。

病人小便不利，大便乍难乍易，时有微热，喘冒[1]一作怫郁。不能卧者，有燥屎也，宜大承气汤。二十八。用前第二方。

注[1]喘冒：即气喘而头目昏蒙。

【语译】 病人小便不利，大便忽而困难、忽而容易，有时发微热，气喘而头目眩晕，不能安眠的，是有燥屎；宜用大承气汤治疗。

食谷欲呕，属阳明也，吴茱萸汤主之。得汤反剧者，属上焦也。吴茱萸汤。方二十九。

吴茱萸—升，洗　人参三两　生姜六两，切　大枣十二枚，擘

上四味，以水七升，煮取二升，去滓，温服七合，日三服。

【语译】 进食就想呕吐，病属阳明。应当用吴茱萸汤治疗。服汤药后呕吐反而加重的，是病在上焦。

太阳病，寸缓关浮尺弱，其人发热汗出，复恶寒，不呕，但心下痞者，此以医下之也。如其不下者，病人不恶寒而渴者，此转属阳明也。小便数者，大便必鞕，不更衣十日，无所苦也。渴欲饮水，少少与之，但以法救之。渴者，宜五苓散。方三十。

猪苓去皮　白术　茯苓各十八铢　泽泻一两六铢　桂枝半
两,去皮

上五味,为散,白饮和服方寸匕,日三服。

【语译】　太阳病,寸脉缓关脉浮尺脉弱,病人发热出汗,又
恶寒,不呕吐,只是心下痞闷的,这是因为医生用了攻下法。如
果没有进行攻下,病人不恶寒而有口渴的,这是病已转归阳明。
小便频数的,大便必然结硬,不大便十余日,也无所痛苦。口渴
想喝水的,可稍微给一点,再辨证救治。如果是属于蓄水引起
的口渴,宜用五苓散治疗。

脉阳微[1]而汗出少者,为自和一作如。也,汗出多
者,为太过。阳脉实[2],因发其汗,出多者,亦为太过。
太过者,为阳绝[3]于里,亡津液,大便因鞕也。

注[1]脉阳微:脉浮取微弱。

[2]阳脉实:脉浮而充实有力。

[3]绝:独盛之意。

【语译】　脉浮取微弱而出汗少的,属于自和,出汗多的,属
于太过。浮脉充实有力,就用发汗法,汗出过多的,也属太过。
之所以太过,是因为阳热独盛于里,损伤津液,大便因而干燥
坚硬。

脉浮而芤,浮为阳,芤为阴,浮芤相抟,胃气生热,
其阳则绝。

【语译】　脉浮而芤,浮是阳盛,芤是阴衰,浮脉和芤脉共
见,则胃肠生燥热,阳热就阻绝于里。

趺阳脉浮而涩,浮则胃气强,涩则小便数,浮涩相
抟,大便则鞕,其脾为约[1],麻子仁丸主之。方三十一。

麻子仁二升　芍药半斤　枳实半斤,炙　大黄一斤,去皮

厚朴_一尺,炙,去皮_　　杏仁_一升,去皮尖,熬,别作脂_

　　上六味,蜜和丸如梧桐子大,饮服十丸,日三服,渐加,以知为度[2]。

　　注[1]约:约束。

　　[2]以知为度:以愈为准。"知"是病愈的意思。

　　【语译】　跌阳脉浮而涩,浮是胃气强盛,涩主小便次数多,浮脉和涩脉同时并见,大便就会干燥结硬,这是脾津为胃热所约束,应当用麻子仁丸治疗。

　　太阳病三日,发汗不解,蒸蒸发热者,属胃也,调胃承气汤主之。方三十二。_用前第一方。_

　　【语译】　太阳病已三日,发过汗而病仍不愈,并出现蒸蒸发热的,是病邪已转归阳明胃腑,应当用调胃承气汤治疗。

　　伤寒吐后,腹胀满者,与调胃承气汤。三十三_用前第一方。_

　　【语译】　伤寒用过吐法后,腹部胀满的,可给调胃承气汤治疗。

　　太阳病,若吐若下若发汗后,微烦,小便数,大便因鞭者,与小承气汤和之愈。三十四。_用前第二方。_

　　【语译】　太阳病,或者用催吐法,或者用攻下法,或者用发汗法后,有轻微心烦,小便频数,大便因而结硬的,可给小承气汤,调和胃气就可治愈。

　　得病二三日,脉弱,无太阳柴胡证,烦躁心下鞭,至四五日,虽能食,以小承气汤,少少与,微和之,令小安,至六日,与承气汤一升。若不大便六七日,小便少者,虽不受食,_一云不大便。_但初头鞭,后必溏,未定成鞭,攻之必溏；须小便利，屎定硬，乃可攻之，宜大承气汤。
三十五。用前第二方。

【语译】 得病已二三日，脉弱，没有太阳证和柴胡汤证，烦躁不安而心下部硬满，到四五日时，虽然能进食，也只能用小承气汤，少量的服用，稍微的泻下，使病情小有安定，到第六日，可再给承气汤一升。如果不大便已六七日，小便少的，虽不能进食，这只是初头干硬，其后必稀溏，大便不一定结硬，攻下必然大便稀溏；必须小便通利，大便才会结硬，这时就可以攻下，宜用大承气汤。

伤寒六七日，目中不了了[1]，睛不和[2]，无表里证，大便难，身微热者，此为实也，急下之，宜大承气汤。
三十六。用前第二方。

注[1]目中不了了：了，明也。"目中不了了"是两目昏暗无光彩。

[2]睛不和：眼珠转动不灵活。

【语译】 伤寒六七日，目睛昏暗无神，眼珠转动也不灵活，没有明显的表证和里证，大便困难，身有微热的，这就是里实证。要速予攻下，宜用大承气汤。

阳明病，发热汗多者，急下之，宜大承气汤。
三十七。用前第二方。一云大柴胡汤。

【语译】 阳明病，发热而出汗多的，要速予攻下，宜用大承气汤。

发汗不解，腹满痛者，急下之，宜大承气汤。
三十八。用前第二方。

【语译】 发汗而病不愈，腹部胀满疼痛的，要速予攻下，宜用大承气汤。

腹满不减，减不足言，当下之，宜大承气汤。三十九。用前第二方。

【语译】 腹部胀满不减轻，虽有减轻也不显著，应当攻下，宜用大承气汤。

阳明少阳合病，必下利，其脉不负者，为顺也[1]。负者，失也[2]，互相克贼，名为负也。脉滑而数者，有宿食也，当下之，宜大承气汤。四十。用前第二方。

注[1]其脉不负者，为顺也：这是用五行生克理论解释脉象的顺逆。阳明属土，少阳属木，阳明少阳合病，如见少阳弦脉，则为木克土，为逆，如见阳明洪滑大脉，则土不为木克，为顺。

[2]负者，失也：阳明少阳合病，如见到弦脉，就是木克土而使胃气受到损失。

【语译】 阳明和少阳合病，必然下利，如不出现被克脉象的，是顺证，所谓负，就是遭到克贼而受损失，互相受到克贼，名就叫负。脉滑而数的，是有久留的食积，应当攻下，宜用大承气汤。

病人无表里证，发热七八日，虽脉浮数者，可下之。假令已下，脉数不解，合[1]热则消谷喜饥，至六七日不大便者，有瘀血，宜抵当汤。四十一。用前第二十四方。

注[1]合：合并的意思。

【语译】 病人没有出现表证和里证，发热已七八日，虽然脉象浮数的，也可以攻下。假使已经攻下，脉数不退，邪热合并于里就能消化水谷而容易饥饿，到六七日，还不大便的，则是有瘀血，宜用抵当汤治疗。

若脉数不解，而下不止，必协热便脓血也。

【语译】 如果脉数不减，而又下利不止的，必将协同表热而下利便脓血。

伤寒发汗已,身目为黄,所以然者,以寒湿—作温。在里不解故也。以为不可下也,于寒湿中求之。

【语译】 伤寒发汗后,周身及面目发黄,所以这样,是因为寒湿在里不解的缘故。这是不可以攻下的,应当在治寒湿的方法中寻求治法。

伤寒七八日,身黄如橘子色,小便不利,腹微满者,茵陈蒿汤主之。四十二。用前第二十三方。

【语译】 伤寒已经七八日,周身发黄好像橘子的颜色,小便不利,腹部稍有胀满的,应当用茵陈蒿汤治疗。

伤寒身黄发热,栀子柏皮汤主之。方四十三。

肥栀子十五个,擘 甘草一两,炙 黄柏二两

上三味,以水四升,煮取一升半,去滓,分温再服。

【语译】 伤寒周身发黄而又发热,应当用栀子柏皮汤治疗。

伤寒瘀热在里,身必黄,麻黄连轺赤小豆汤主之。方四十四。

麻黄二两,去节 连轺二两,连翘根是 杏仁四十个,去皮尖
赤小豆一升 大枣十二枚,擘 生梓白皮切,一升 生姜二两,切
甘草二两,炙

上八味,以潦水[1]一斗,先煮麻黄再沸,去上沫,内诸药,煮取三升,去滓,分温三服,半日服尽。

注[1]潦(liáo 僚)水:地面上流动的水。

【语译】 伤寒邪热瘀郁在里,周身必然发黄,应当用麻黄连轺赤小豆汤治疗。

辨少阳病脉证并治第九 方一首，并见三阳合病法。

【提要】　少阳胆木，内寄相火，性喜条达，最忌抑郁不伸。本篇开宗明义以口苦、咽干、目眩之少阳腑证作为辨证提纲，更以往来寒热胸胁苦满等少阳经证反映少阳病多以气机郁结为其病机特点。

太阳病表证宜汗，阳明病里证宜下，唯少阳病的半表半里之证，汗下皆在禁用之例。总观全篇仅见小柴胡汤一方，说明少阳病之正治，唯此"和"之一法而已。

少阳为病，外可及于太阳，内可及于阳明。其兼变之证治已详于太阳、阳明篇中，当对照合参，以求少阳证治之全貌。

太阳病不解，转入少阳，胁下鞕满，干呕不能食，往来寒热，尚未吐下，脉沉紧者，与小柴胡汤。第一。七味。

少阳之为病，口苦，咽干，目眩也。

【语译】　少阳病所表现的证候是口苦、咽喉干燥和目眩。

少阳中风，两耳无所闻，目赤，胸中满而烦者，不可吐下，吐下则悸而惊。

【语译】　少阳病中风证，两耳听不见声音，两目发红，胸中满闷而心烦不安的，不可用催吐法和攻下法，如果催吐和攻下就会引起心悸和惊恐。

伤寒，脉弦细，头痛发热者，属少阳。少阳不可发汗，发汗则谵语，此属胃。胃和则愈，胃不和烦而悸。一云躁。

【语译】　伤寒，脉象弦细，头痛发热的，属于少阳病。少阳病是不可发汗的，发汗就会出现谵语，这就属于阳明胃腑的病了。若胃气能调和，病就会得愈，胃气不和便产生心烦和心悸的症状。

本太阳病不解，转入少阳者，胁下鞕满，干呕不能食，往来寒热，尚未吐下，脉沉紧者，与小柴胡汤。方一。

柴胡八两　人参三两　黄芩三两　甘草三两,炙　半夏半斤,洗　生姜三两,切　大枣十二枚,擘

上七味，以水一斗二升，煮取六升，去滓，再煎取三升。温服一升，日三服。

【语译】　本来是太阳病而又不愈，转变成少阳病的，两胁下部痞硬而满闷，干呕不能进食，寒热交替出现，还没有经过催吐和攻下，脉见沉紧的，可给小柴胡汤治疗。

若已吐下发汗温针，谵语，柴胡汤证罢，此为坏病。知犯何逆，以法治之。

【语译】　如果经过催吐、攻下、发汗、温针的治疗，出现谵语，柴胡汤证所见症状已消失，这是因误治而成的坏病。治疗这种病，首先要审知犯了什么治疗错误，才能确定相应的治法纠正偏误。

三阳[1]合病，脉浮大，上关上[2]，但欲眠睡，目合则汗。

注[1]三阳：指太阳、阳明、少阳。

[2]关上：指关脉。

【语译】　三阳合病，脉浮而大，见于关脉上，只想要睡眠，闭目就出汗。

伤寒六七日，无大热，其人躁烦者，此为阳去入阴[1]故也。

注[1]阳去入阴：阳指表，阴指里，此指病邪由表入里。

【语译】 伤寒已六七日，没有大热，病人躁烦不安的，这是病邪由表入里的缘故。

伤寒三日，三阳为尽，三阴当受邪，其人反能食而不呕，此为三阴不受邪也。

【语译】 伤寒已三日，三阳病传经已尽，三阴经应当受病，可是病人反能进饮食而不呕吐，这就表明三阴经没有受到病邪的侵犯。

伤寒三日，少阳脉小者，欲已[1]也。

注[1]欲已：将愈。已，愈的意思。

【语译】 伤寒三日，少阳病而脉小的，是病将愈。

少阳病欲解时，从寅至辰上。

【语译】 少阳病将要痊愈的时间，是从上午三时至九时。

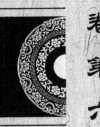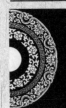
汉　张仲景述　晋　王叔和撰次

宋　林　亿校正

明　赵开美校刻

沈　琳同校

辨太阴病脉证并治第十　辨少阴病脉证并治第十一

辨厥阴病脉证并治第十二厥利呕哕附。

辨太阴病脉证并治第十合三法，方三首。

【提要】　本篇主要论述了太阴阳虚，中寒湿阻，升降失调之呕吐下利、腹满时痛的四逆辈证。兼述了太阴风淫末疾致四肢烦痛的桂枝汤证，以及脾家气血不和引起的腹满时痛的桂枝加芍药汤证和大实痛的桂枝加大黄汤证。篇末"太阴为病脉弱……设当行大黄芍药者，宜减之"，反映了太阴病证多属虚寒之情，故其治法当以温补为要，对酸苦涌泄之品皆非太阴之所宜。并寓有治太阴病，尤当保胃气之契要。

太阴病，脉浮，可发汗，宜桂枝汤。第一。五味。前有太阴病三证。

自利不渴者，属太阴，以其脏寒故也，宜服四逆辈。第二。下有利自止一证。

本太阳病，反下之，因腹满痛，属太阴，桂枝加芍药汤主之;大实痛者,桂枝加大黄汤主之。第三。桂枝加芍药汤,五味。加大黄汤,六味。减大黄、芍药法附。

太阴之为病,腹满而吐,食不下,自利[1]益甚,时腹自痛[2]。若下之,必胸下结鞭。

注[1]自利:不因攻下而自行泻利。

[2]时腹自痛:腹部时有疼痛。

【语译】 太阴病所表现的证候,是腹部胀满而呕吐,饮食不下,自行腹泻而且越来越厉害,腹部时有疼痛。如果攻下,必然使胃脘部痞结硬满。

太阴中风,四肢烦痛,阳微阴涩而长者,为欲愈。

【语译】 太阴中风,四肢很疼痛,脉浮取微沉取涩而又见往来较长,这是疾病将愈的征象。

太阴病,欲解时,从亥至丑上。

【语译】 太阴病,将愈的时间,从晚上九时至次晨三时。

太阴病,脉浮者,可发汗,宜桂枝汤。方一。

桂枝三两,去皮　芍药三两　甘草二两,炙　生姜三两,切

大枣十二枚,擘

上五味,以水七升,煮取三升,去滓,温服一升。须臾,啜热稀粥一升,以助药力,温覆取汗。

【语译】 太阴病,脉浮的,可以发汗,宜用桂枝汤。

自利不渴者,属太阴,以其脏有寒故也,当温之,宜服四逆辈[1]。二。

注[1]四逆辈:四逆汤一类。指四逆、理中、附子等汤而言。

【语译】 腹泻而口不渴的,病属于太阴,这是因为脾脏虚而有寒的缘故,应当用温补法,宜服四逆汤一类方药。

伤寒脉浮而缓，手足自温者，系在太阴；太阴当发身黄，若小便自利者，不能发黄；至七八日，虽暴烦下利日十余行，必自止，以脾家实[1]，腐秽[2]当去故也。

注[1]脾家实：脾胃正气充实。"实"非指实邪。

[2]腐秽：胃肠中的腐败秽浊之物。

【语译】 伤寒脉浮而缓，手足温暖的，是病连太阴，太阴病应当周身发黄色，如果小便通利的，就不会发黄，到七八日，虽忽然发生心烦不安，泻利一日达到十多次，也必然会自止，这是因为脾胃正气充实，宿积腐败之物得以排除出去的缘故。

本太阳病，医反下之，因尔腹满时痛者，属太阴也，桂枝加芍药汤主之；大实痛者，桂枝加大黄汤主之。三。

桂枝加芍药汤方

桂枝三两,去皮　芍药六两　甘草二两,炙　大枣十二枚,擘　生姜三两,切

上五味，以水七升，煮取三升，去滓，温分三服。本云，桂枝汤，今加芍药。

桂枝加大黄汤方

桂枝三两,去皮　大黄二两　芍药六两　生姜三两,切　甘草二两,炙　大枣十二枚,擘

上六味，以水七升，煮取三升，去滓。温服一升，日三服。

【语译】 本是太阳病，医生反而用攻下药，因而引起腹部胀满和时有疼痛的，这就属于太阴病了，应当用桂枝加芍药汤治疗；若腹部大痛而不减的，应当用桂枝加大黄汤治疗。

168

太阴为病，脉弱，其人续自便利，设当行大黄芍药者，宜减之，以其人胃气弱易动故也。下利者，先煎芍药三沸。

【语译】 太阴为病，脉弱的，病人不断下利，假如应当用大黄芍药的，也应当减少用量，这是因为病人胃肠虚弱而容易受伤的缘故。

辨少阴病脉证并治第十一合二十三法，方十九首。

【提要】 本篇论述了少阴病的脉证与治疗。少阴病证可分为少阴阳虚寒化证和在此基础上的阳虚阴竭证，以及少阴阴虚热化证三种。

阳虚寒化证，是以"脉微细，但欲寐"统摄，包括四逆汤证、桃花汤证、真武汤证、附子汤证、白通汤证等。阳虚阴竭证则有白通加猪胆汁汤证。阴虚热化证，包括心肾不交，水虚于下而火炎于上的黄连阿胶汤证；水热互结于下的猪苓汤证；少阴阴虚而阳明燥结的三急下证（大承气汤证）。

少阴与太阳为表里，因而有"太少两感"之麻黄附子细辛汤证和麻黄附子甘草汤证。少阴之经上循咽喉，故又有少阴咽痛的猪肤汤、甘草汤、桔梗汤、苦酒汤、半夏散等汤证。纵观本篇，体现了少阴病证亦有阴阳表里寒热虚实之辨证。

少阴病，始得之，发热脉沉者，麻黄细辛附子汤主之。第一。三味，前有少阴病二十证。

少阴病，二三日，麻黄附子甘草汤微发汗。第二。三味。

少阴病，二三日以上，心烦不得卧，黄连阿胶汤主之。第三。五味。

少阴病，一二日，口中和，其背恶寒，附子汤主之。第四。五味。

少阴病，身体痛，手足寒，骨节痛，脉沉者，附子汤主之。第五。用前第四方。

少阴病，下利便脓血者，桃花汤主之。第六。三味。

少阴病，二三日至四五日，腹痛，小便不利，便脓血者，桃花汤主之。第七。用前第六方，下有少阴病一证。

少阴病，吐利，手足逆冷，烦躁欲死者，吴茱萸汤主之。第八。四味。

少阴病，下利咽痛，胸满心烦者，猪肤汤主之。第九。三味。

少阴病，二三日，咽痛，与甘草汤。不差，与桔梗汤。第十。甘草汤一味，桔梗汤二味。

少阴病，咽中生疮，不能语言，声不出者，苦酒汤主之。第十一。三味。

少阴病，咽痛，半夏散及汤主之。第十二。三味。

少阴病，下利，白通汤主之。第十三。三味。

少阴病，下利脉微，与白通汤，利不止，厥逆无脉，干呕者，白通加猪胆汁汤主之。第十四。白通汤用前第十三方，加猪胆汁汤五味。

少阴病，至四五日，腹痛，小便不利，四肢沉重疼痛，自下利，真武汤主之。第十五。五味，加减法附。

少阴病，下利清谷，里寒外热，手足厥逆，脉微欲绝，恶寒，或利止脉不出，通脉四逆汤主之。第十六。三味，加减法附。

少阴病，四逆，或咳，或悸，四逆散主之。第十七。四味，加减法附。

少阴病，下利六七日，咳而呕渴，烦不得眠，猪苓汤主之。第十八。五味。

少阴病，二三日，口燥咽干者，宜大承气汤，第十九。四味。

少阴病，自利清水，心下鞕，口干者，宜大承气汤。第二十。用前第十九方。

少阴病，六七日，腹满不大便，宜大承气汤。第二十一。用前第十九方。

少阴病，脉沉者，急温之，宜四逆汤。第二十二。三味。

少阴病，食入则吐，心中温温欲吐，手足寒，脉弦迟，当温之，宜四逆汤。第二十三。用前第二十二方，下有少阴病一证。

少阴之为病，脉微细，但欲寐也。

【语译】 少阴病所表现的主要证候，是脉微细，只想眠睡。

少阴病，欲吐不吐，心烦，但欲寐，五六日自利而渴者，属少阴也，虚故引水自救，若小便色白者，少阴病形悉具。小便白者，以下焦[1]虚有寒，不能制水，故令色白也。

注[1]下焦：此指"肾"。

【语译】 少阴病，想吐又不能吐，心里发烦，但又只想睡觉，到五六日出现腹泻口渴的，属于少阴证，因阳虚津乏所以要饮水自救。如果小便色清的，少阴病证情就全部俱备了。小便色清的，是因为下焦肾阳虚有寒，不能化气制水，所以使尿色发清。

病人脉阴阳俱紧，反汗出者，亡阳也，此属少阴，法当咽痛而复吐利。

【语译】 病人的寸关尺三部脉都紧，反而出汗的，是损伤了阳气，这属于少阴证，按理应当见咽喉疼痛而又吐泻。

少阴病，咳而下利谵语者，被火气劫故也，小便必难，以强责[1]少阴汗也。

注[1]强责：过分强求。"强"，强迫。"责"，求取。

【语译】 少阴病，咳嗽而又有腹泻谵语的，这是用火疗法迫汗外出的缘故，病人小便必然困难，是因为强发少阴之汗损伤了阴液。

少阴病,脉细沉数,病为在里,不可发汗。

【语译】 少阴病,脉细沉数,这是病在里,不可发汗。

少阴病,脉微,不可发汗,亡阳故也;阳已虚,尺脉弱涩者,复不可下之。

【语译】 少阴病,脉微弱,不可发汗,是因阳气已损伤的缘故;阳气已虚,尺脉弱涩的,更不可再攻下。

少阴病,脉紧,至七八日,自下利,脉暴微,手足反温,脉紧反去者,为欲解也,虽烦下利,必自愈。

【语译】 少阴病,脉紧,到了七八天时出现自行泻利,脉象突然由紧变微,手足反而变得温暖,脉紧反而缓解的,这是病将要解的现象,虽然还有心烦腹泻之证,也必然会自行痊愈。

少阴病,下利,若利自止,恶寒而蜷卧[1],手足温者,可治。

注[1]蜷卧:四肢屈曲而卧。

【语译】 少阴病,腹泻,如果腹泻能自行停止,虽怕冷而蜷卧,然而手足温暖的,就能够治好。

少阴病,恶寒而蜷,时自烦,欲去衣被者,可治。

【语译】 少阴病,怕冷而蜷卧,时时感到烦热,并想去掉衣服和被子的,可以治疗。

少阴中风,脉阳微阴浮者,为欲愈。

【语译】 少阴中风证,寸脉微而尺脉浮的,是病将要痊愈。

少阴病,欲解时,从子至寅上。

【语译】 少阴病,将要痊愈的时间,是从夜间十一时到早晨的五时之前。

少阴病,吐利,手足不逆冷,反发热者,不死。脉不至者,至一作足。灸少阴[1]七壮。

注[1]灸少阴:即灸少阴经穴,多主张灸太溪穴。

【语译】 少阴病,呕吐泻利,但手足不逆冷,反而有发热的,病就不会致人于死。无脉的,可以灸少阴经的穴位七壮。

少阴病,八九日,一身手足尽热者,以热在膀胱,必便血也。

【语译】 少阴病,到第八九日,全身和手足都发热的,是因为少阴之热外出膀胱,必将尿血。

少阴病,但厥无汗,而强发之,必动其血,未知从何道出,或从口鼻,或从目出者,是名下厥上竭[1],为难治。

注[1]下厥上竭:下厥指阳衰于下所致厥逆;上竭指阴血妄行于上而成阴竭。

【语译】 少阴病,只是四肢厥冷而无汗,医生强发汗,必然劫伤阴血,说不准血从哪里流出,有从口鼻出的,有从眼中出的,这个病叫下厥上竭,是很难治疗的。

少阴病,恶寒身蜷而利,手足逆冷者,不治。

【语译】 少阴病,怕冷身体蜷卧而腹泻,手足逆冷的,不易治疗。

少阴病,吐利躁烦,四逆者死。

【语译】 少阴病,呕吐腹泻躁动心烦不安,四肢逆冷的,是死证。

少阴病，下利止而头眩，时时自冒者死。

【语译】 少阴病，腹泻停止，而头目眩晕，常常出现昏蒙不清症状的，是死证。

少阴病，四逆，恶寒而身蜷，脉不至，不烦而躁者死。一作吐利而躁逆者死。

【语译】 少阴病，四肢发凉，怕冷而身体蜷卧，脉搏不来，心不烦而只是躁动不宁的是死证。

少阴病，六七日，息高[1]者死。

注[1]息高："息"，呼吸；"高"，在上。此指呼吸表浅，出多入少，急促而喘，不能纳气归根的证候。程郊倩说："息高者，生气已绝于下而不复纳，故游息仅呼于上，而无所吸也"。

【语译】 少阴病，到六七日时，出现呼气多而吸气少的气喘症，是死证。

少阴病，脉微细沉，但欲卧，汗出不烦，自欲吐，至五六日自利，复烦躁不得卧寐者死。

【语译】 少阴病，脉微细沉，只想睡卧，身上出汗而不心烦，想要呕吐，到第五六日出现自行泻利，反而烦躁不能安眠的是死证。

少阴病，始得之，反发热，脉沉者，麻黄细辛附子汤主之。方一。

麻黄二两,去节 细辛二两 附子一枚,炮,去皮,破八片

上三味，以水一斗，先煮麻黄，减二升，去上沫，内诸药，煮取三升，去滓，温服一升，日三服。

【语译】 少阴病，初得病，反而出现发热，脉沉的，应当用麻黄细辛附子汤治疗。

少阴病，得之二三日，麻黄附子甘草汤，微发汗。以二三日无证，故微发汗也。方二。

麻黄_{二两，去节}　甘草_{二两，炙}　附子_{一枚，炮，去皮，破八片}

上三味，以水七升，先煮麻黄一两沸，去上沫，内诸药，煮取三升，去滓，温服一升，日三服。

【语译】　少阴病，得病二三日的时候，可用麻黄附子甘草汤，以微微发汗，因为得病二三日还没有出现里证，所以可用轻微的发汗法。

少阴病，得之二三日以上，心中烦，不得卧，黄连阿胶汤主之。方三。

黄连_{四两}　黄芩_{二两}　芍药_{二两}　鸡子黄_{二枚}　阿胶_{三两。一云三挺}

上五味，以水六升，先煮三物，取二升，去滓，内胶烊尽，小冷内鸡子黄，搅令相得，温服七合，日三服。

【语译】　少阴病，得病二三天以后，心里烦而不能安卧的，应当用黄连阿胶汤治疗。

少阴病，得之一二日，口中和，其背恶寒者，当灸之，附子汤主之。方四。

附子_{二枚，炮，去皮，破八片}　茯苓_{三两}　人参_{二两}　白术_{四两}　芍药_{三两}

上五味，以水八升，煮取三升，去滓，温服一升，日三服。

【语译】　少阴病，得病一两天，口中无燥渴等特殊感觉，病人背部怕冷，当用灸法，并应当用附子汤治疗。

少阴病，身体痛，手足寒，骨节痛，脉沉者，附子汤主之。五。用前第四方。

【语译】 少阴病，身体疼痛，手足寒冷，关节疼痛，脉沉的，应当用附子汤治疗。

少阴病，下利便脓血者，桃花汤主之。方六。

赤石脂一斤，一半全用，一半筛末　干姜一两　粳米一升

上三味，以水七升，煮米令熟，去滓，温服七合，内赤石脂末方寸匕，日三服。若一服愈，余勿服。

【语译】 少阴病，下利不止而大便有脓血的，应当用桃花汤治疗。

少阴病，二三日至四五日，腹痛，小便不利，下利不止，便脓血者，桃花汤主之。七。用前第六方。

【语译】 少阴病，从二三日至四五日，腹部疼痛，小便不利，大便下利不止，而有脓血的，应当用桃花汤治疗。

少阴病，下利便脓血者，可刺[1]。

注[1]可刺：少阴下利，有热可刺幽门、交信。

【语译】 少阴病，泻利而大便中带有脓血的，可用针刺法治疗。

少阴病，吐利，手足逆冷，烦躁欲死者，吴茱萸汤主之。方八。

吴茱萸一升　人参二两　生姜六两，切　大枣十二枚，擘

上四味，以水七升，煮取二升，去滓，温服七合，日三服。

【语译】 少阴病，呕吐泻利，手足发凉，心烦躁动得要死似的，应当用吴茱萸汤治疗。

少阴病,下利咽痛,胸满心烦,猪肤汤主之。方九。

猪肤一斤

上一味,以水一斗,煮取五升,去滓,加白蜜一升,白粉[1]五合熬香,和令相得,温分六服。

注[1]白粉:白米粉。

【语译】 少阴病,泻利而咽喉疼痛,胸部满闷而心中发烦的,应当用猪肤汤治疗。

少阴病,二三日,咽痛者,可与甘草汤,不差,与桔梗汤。十。

甘草汤方

甘草二两

上一味,以水三升,煮取一升半,去滓,温服七合,日二服。

桔梗汤方

桔梗一两　甘草二两

上二味,以水三升,煮取一升,去滓,温分再服。

【语译】 少阴病,已二、三日,咽喉疼痛的,可给甘草汤治疗,如不见效,再给桔梗汤治疗。

少阴病,咽中伤生疮,不能语言,声不出者,苦酒[1]汤主之。方十一。

半夏洗,破如枣核十四枚　鸡子一枚,去黄,内上苦酒[1],着鸡子壳中

上二味,内半夏著苦酒[1]中,以鸡子壳置刀环[2]中,安火上,令三沸,去滓,少少含咽之,不差,更作三剂。

注[1]苦酒:即米醋。

　[2]刀环:刀柄部的铁环。

【语译】 少阴病，咽喉部有溃伤而生疮，不能说话，发音困难的，应当用苦酒汤治疗。

少阴病，咽中痛，半夏散及汤主之。方十二。

半夏洗　桂枝去皮　甘草炙

上三味，等分。各别捣筛已，合治之，白饮和服方寸匕，日三服。若不能散服者，以水一升，煎七沸，内散两方寸匕，更煮三沸，下火令小冷，少少咽之。半夏有毒，不当散服。

【语译】 少阴病，咽喉疼痛，应当用半夏散及汤治疗。

少阴病，下利，白通汤主之。方十三。

葱白四茎　干姜一两　附子一枚,生,去皮,破八片

上三味，以水三升，煮取一升，去滓，分温再服。

【语译】 少阴病，泻利，应当用白通汤治疗。

少阴病，下利脉微者，与白通汤。利不止，厥逆无脉，干呕烦者，白通加猪胆汁汤主之。服汤脉暴出者死，微续者生。白通加猪胆汤。方十四。白通汤用上方。

葱白四茎　干姜一两　附子一枚,生,去皮,破八片　人尿五合
猪胆汁一合

上五味，以水三升，煮取一升，去滓，内胆汁、人尿，和令相得，分温再服。若无胆，亦可用。

【语译】 少阴病，泻利而脉微的，给白通汤。服后泻利不止，四肢发凉而无脉，干呕心烦的，应当用白通加猪胆汁汤治疗。服汤药以后脉搏突然出现的是死证，脉搏逐渐恢复的是有生机的征象。

少阴病，二三日不已，至四五日，腹痛，小便不利，四肢沉重疼痛，自下利者，此为有水气，其人或咳，或小便利，或下利，或呕者，真武汤主之。方十五。

茯苓三两　芍药三两　白术二两　生姜三两,切　附子一枚,炮,去皮,破八片

上五味，以水八升，煮取三升，去滓，温服七合，日三服。若咳者，加五味子半升，细辛一两，干姜一两；若小便利者，去茯苓；若下利者，去芍药，加干姜二两；若呕者，去附子加生姜，足前为半斤。

【语译】 少阴病，二三日不愈，到第四五日，腹痛，小便不利，四肢沉重疼痛，自发腹泻的，这是有水气，病人可能或有咳嗽，或小便通利，或腹泻，或呕吐的，应当用真武汤治疗。

少阴病，下利清谷，里寒外热，手足厥逆，脉微欲绝，身反不恶寒，其人面色赤，或腹痛，或干呕，或咽痛，或利止脉不出者，通脉四逆汤主之。方十六。

甘草二两,炙　附子大者一枚,生用,去皮,破八片　干姜三两,强人可四两

上三味，以水三升，煮取一升二合，去滓，分温再服，其脉即出者愈。面色赤者，加葱九茎；腹中痛者，去葱，加芍药二两；呕者，加生姜二两；咽痛者，去芍药，加桔梗一两；利止脉不出者，去桔梗，加人参二两。病皆与方相应者，乃服之。

【语译】 少阴病，腹泻而完谷不化，里有寒而外有热，手足发凉，脉微细得像要没有，身体反而不怕冷，病人脸色发红，或有腹痛，或干呕，或咽喉疼痛，或泻利停止而脉搏仍然不出现

的,应当用通脉四逆汤治疗。

　　少阴病,四逆,其人或咳,或悸,或小便不利,或腹中痛,或泄利下重者,四逆散主之。方十七。

　　甘草炙　枳实破,水渍,炙干　柴胡　芍药

　　上四味,各十分,捣筛,白饮和服方寸匕,日三服。咳者,加五味子、干姜各五分,并主下利;悸者,加桂枝五分;小便不利者,加茯苓五分;腹中痛者,加附子一枚,炮令坼[1];泄利下重者,先以水五升煮薤白三升。煮取三升,去滓,以散三方寸匕内汤中,煮取一升半,分温再服。

　　注[1]坼(chè 彻):裂开。

　　【语译】　少阴病,四肢发凉,病人或有咳嗽,或心下悸动,或小便不利,或腹中疼痛,或泄泻里急后重的,应当用四逆散治疗。

　　少阴病,下利六七日,咳而呕渴,心烦不得眠者,猪苓汤主之。方十八。

　　猪苓去皮　茯苓　阿胶　泽泻　滑石各一两

　　上五味,以水四升,先煮四物,取二升,去滓,内阿胶烊尽,温服七合,日三服。

　　【语译】　少阴病,腹泻六七日,咳嗽呕吐而口渴,心烦而不能安眠的,应当用猪苓汤治疗。

　　少阴病,得之二三日,口燥咽干者,急下之,宜大承气汤。方十九。

　　枳实五枚,炙　厚朴半斤,去皮,炙　大黄四两,酒洗　芒硝三合上四味，以水一斗，先煮二味，取五升，去滓，内大黄，更煮取二升，去滓，内芒硝更上火令一两沸，分温再服。一服得利，止后服。

【语译】 少阴病，得病二三日，口燥咽干的，要速予攻下，宜用大承气汤。

少阴病，自利清水，色纯青，心下必痛，口干燥者，可下之，宜大承气汤。二十。用前第十九方。一法用大柴胡。

【语译】 少阴病，自发腹泻清水样大便，颜色纯青，心下胃脘部必然疼痛，口中干燥的，可用攻下法治疗，宜用大承气汤。

少阴病，六七日，腹胀不大便者，急下之，宜大承气汤。二十一。用前第十九方。

【语译】 少阴病，六七日，腹部胀满而不大便的，要速予攻下，宜用大承气汤。

少阴病，脉沉者，急温之，宜四逆汤。方二十二。

甘草二两，炙　干姜一两半　附子一枚，生用，去皮，破八片

上三味，以水三升，煮取一升二合，去滓，分温再服。强人可大附子一枚，干姜三两。

【语译】 少阴病，脉沉的，应当急用温药治疗，宜用四逆汤。

少阴病，饮食入口则吐，心中温温欲吐，复不能吐，始得之，手足寒，脉弦迟者，此胸中实，不可下也，当吐之。若膈上有寒饮，干呕者，不可吐也，当温之，宜四逆汤。二十三。方依上法。

【语译】 少阴病，饮食入口就吐出来，心里泛恶想呕吐，欲吐又吐不出。开始得病时，手足发冷，脉弦迟的，这是胸中有实

邪，不能用攻下法，应当用吐法治疗。如果是胸膈上有寒饮，造成干呕的，又不可用吐法，应当用温法治疗，宜用四逆汤。

少阴病，下利，脉微涩，呕而汗出，必数[1]更衣，反少者，当温其上[2]，灸之。《脉经》云，灸厥阴可五十壮。

注[1]数（shuò 朔）：频繁的意思。

[2]上：指头巅部的百会穴。

【语译】　少阴病，腹泻，脉微涩，呕吐而出汗，必然频繁的去解大便，大便反而解不多的，应当温其上部的穴位，用灸法。

辨厥阴病脉证并治第十二 厥利呕哕附，合一十九法，方一十六首。

【提要】　两阴交尽，谓之厥阴。厥阴为"一阴"，"一阴至绝作晦朔"，阴尽为"晦"，阳生为"朔"，况中见少阳之气，所以厥阴之中，阴中有阳，这就决定了厥阴病的主要证候表现为寒热错杂证。篇中乌梅丸证、麻黄升麻汤证、干姜黄芩黄连人参汤证，反映了厥阴病这一特点。然而，由于病机中的来复之阳气有强弱之分，已病之寒邪有盛衰之别，所以厥阴为病乃有阴阳消长，厥热胜复之表现，例如：吴茱萸汤证、当归四逆汤证的厥阴寒证，以及白头翁汤证的厥阴热证等。

厥阴属肝，病则疏泄不利，而影响胃肠气机不和，故厥阴病可发生呕吐、哕、下利诸证。

厥阴病的治法：寒证宜温、热证宜清、寒热错杂者，则应寒温并用而调其阴阳。

伤寒病，蛔厥，静而时烦，为脏寒。蛔上入膈，故烦。得食而呕吐蛔者，乌梅丸主之。第一。十味。前后有厥阴病四证，哕逆。一十九法。

伤寒，脉滑而厥，里有热，白虎汤主之。第二。四味。

手足厥寒，脉细欲绝者，当归四逆汤主之。第三。七味。

若内有寒者，宜当归四逆加吴茱萸生姜汤。第四。九味。

大汗出，热不去，内拘急，四肢疼，下利厥逆，恶寒者，四逆汤主之。第五。三味。

大汗，若大下利而厥冷者，四逆汤主之。第六。用前第五方。

病人手足厥冷，脉乍紧，心下满而烦，宜瓜蒂散。第七。三味。

伤寒厥而心下悸，宜先治水，当服茯苓甘草汤。第八。四味。

伤寒六七日，大下后，寸脉沉迟，手足厥逆，麻黄升麻汤主之。第九。十四味。下有欲自利一证。

伤寒本自寒下，医复吐下之，若食入口即吐，干姜黄芩黄连人参汤主之。第十。四味。下有下利一十病证。

下利清谷，里寒外热，汗出而厥者，通脉四逆汤主之。第十一。三味。

热利下重者，白头翁汤主之。第十二。四味。

下利腹胀满，身疼痛者，先温里，乃攻表。温里宜四逆汤，攻表宜桂枝汤。第十三。四逆汤用前第五方。桂枝汤五味。

下利欲饮水者，以有热也，白头翁汤主之。第十四。用前第十二方。

下利谵语者，有燥屎也，宜小承气汤。第十五。三味。

下利后更烦，按之心下濡者，虚烦也，宜栀子豉汤。第十六。二味。

呕而脉弱，小便利，身有微热，见厥者难治，四逆汤主之。第十七。用前第五方。前有呕脓一证。

干呕，吐涎沫，头痛者，吴茱萸汤主之。第十八。四味。

呕而发热者，小柴胡汤主之。第十九。七味，下有哕二证。

厥阴之为病，消渴，气上撞心，心中疼热，饥而不欲食，食则吐蚘[1]。下之利不止。

注[1]蚘：即"蛔"字。指蛔虫。

【语译】　厥阴病所表现的证候，是口渴饮水不止，逆气上撞心胸，觉得心中疼痛而有热感，虽然觉得饥饿而又不思饮食，如勉强吃下去就要呕吐蛔虫。如果用攻下药就会出现泻利不止。

厥阴中风，脉微浮为欲愈，不浮为未愈。

【语译】 厥阴中风，脉微浮是病将要痊愈，脉不浮是病没有痊愈。

厥阴病欲解时，从丑至卯上。

【语译】 厥阴病将要解除的时间，是在凌晨一时至清晨七时之间。

厥阴病，渴欲饮水者，少少与之愈。

【语译】 厥阴病，口渴想喝水的，稍微给些水就会好。

诸四逆厥者，不可下之，虚家亦然。

【语译】 凡四肢厥冷的，不可用攻伐一类药，身体虚弱的人也是这样。

伤寒先厥，后发热而利者，必自止，见厥复利。

【语译】 伤寒先四肢厥冷，后出现发热而下利的，下利必定会自行停止，出现四肢厥冷就又会下利。

伤寒始发热六日，厥反九日而利。凡厥利者，当不能食，今反能食者，恐为除中[1]。一云消中。食以索饼[2]，不发热者，知胃气尚在，必愈，恐暴热来出而复去也。后日脉之[3]，其热续在者，期之旦日[4]夜半愈。所以然者，本发热六日，厥反九日，复发热三日，并前六日，亦为九日，与厥相应[5]，故期之旦日夜半愈。后三日脉之，而脉数，其热不罢者，此为热气有余，必发痈脓也。

注[1]除中：证候名。为中气败绝之危候，表现为证情日危而饮食突
　　然增加，食后暴热，来而复去，是胃气将绝的表现。
　　[2]食以索饼：给吃面条状食物。"食"读"饲"。"食"即"吃"。"索
　　饼"即条状面食。
　　[3]脉之：诊察。
　　[4]旦日：即明日。
　　[5]相应：相等。

【语译】　伤寒开始先发热六天，随后四肢厥冷反有九天而
又兼见下利。凡四肢厥冷下利的，应当不能进食，现在反而能
食的，恐怕是除中，可给他吃面条类食物，食后不发暴热的，便
知病人胃气尚在，病一定会好。就怕食后突然发热而又突然退
热。三天后再诊察，如果病人发热继续存在，可以预料到次日
半夜病就会好。之所以这样，因为原来发热六天，四肢厥冷却
有九天，而又发热三天，加上以前的六天，也是九天，和四肢厥
冷的日数相等，所以预知次日半夜病会痊愈。如果过三天诊
察，脉象数，病人发热也不退，这是阳热有余，一定会发生痈疮
脓疡。

　　伤寒脉迟六七日，而反与黄芩汤彻[1]其热。脉迟为
寒，今与黄芩汤，复除其热，腹中应冷，当不能食，今反
能食，此名除中，必死。

注[1]彻：除掉，即治疗的意思。

【语译】　伤寒脉迟六七日，反而服用黄芩汤除热。脉迟属
寒，现在服用黄芩汤，反除其热，腹中应该寒冷，当不能进食，
现在反而能进食，这叫除中，一定会死。

　　伤寒先厥后发热，下利必自止，而反汗出，咽中痛
者，其喉为痹。发热无汗，而利必自止，若不止，必便脓
血，便脓血者，其喉不痹。

【语译】　伤寒先四肢厥冷而后发热，下利一定会自行停止，

如果反而出汗，咽喉肿痛的，病人将患喉痹。发热无汗，下利一定自行停止，如果下利不止，一定要便脓血，便脓血的，病人不会出现咽喉肿痛。

伤寒一二日至四五日厥者，必发热，前热者后必厥，厥深者热亦深，厥微者热亦微。厥应下之，而反发汗者，必口伤烂赤。

【语译】 伤寒一二日至四五日四肢厥冷，必然要发热，如先前发热，以后必然会四肢厥冷，四肢厥冷越严重而热邪也就越严重，四肢厥冷轻微而热邪也轻微。这种四肢厥冷应当用攻下法治疗，而反用发汗法的，必然引起口舌生疮而红肿糜烂。

伤寒病，厥五日，热亦五日，设六日当复厥，不厥者自愈。厥终不过五日，以热五日，故知自愈。

【语译】 伤寒病，四肢厥冷五日，发热也是五日，假设到第六日就应该再出现四肢厥冷，如不厥冷的病会自愈。四肢厥冷始终未超过五日，因为热也是五日，所以知道病会自愈。

凡厥者，阴阳气不相顺接，便为厥。厥者，手足逆冷者是也。

【语译】 凡是厥证，都是由于阴气和阳气不能相互顺接的缘故，才成为厥证。厥就是手足逆冷的意思。

伤寒脉微而厥，至七八日肤冷，其人躁无暂安时者，此为脏厥[1]，非蚘厥也。蚘厥者，其人当吐蚘。今病者静，而复时烦者，此为脏寒[2]。蚘上入其膈，故烦，须臾复止，得食而呕，又烦者，蚘闻食臭[3]出，其人常自吐蚘。蚘厥者，乌梅丸主之。又主久利。方一。

乌梅三百枚　细辛六两　干姜十两　黄连十六两　当归四

两　附子六两,炮,去皮　蜀椒四两,出汗[4]　桂枝去皮,六两　人参六两　黄柏六两

上十味,异捣筛,合治之,以苦酒渍乌梅一宿,去核,蒸之五斗米下,饭熟捣成泥,和药令相得,内臼中,与蜜杵二千下,丸如梧桐子大,先食饮服十丸,日三服,稍加[5]至二十丸,禁生冷滑物臭食[6]等。

注[1]脏厥:内脏阳气衰微引起的四肢发凉。

　[2]脏寒:内里有寒。

　[3]食臭:饮食的香味。

　[4]出汗:以微火炒蜀椒,使其中的水分与油质向外蒸发,称作出汗。

　[5]稍加:渐渐加。

　[6]臭食:香味浓烈的食品。

【语译】　伤寒脉微而且四肢厥冷,到第七八天时肌肤发凉,病人躁动没有片刻安宁的,这是脏厥证,不是蛔厥证。蛔厥证,病人应当吐蛔虫。现在病人安静,但又时常心烦的,这是脏寒。蛔虫上扰入于胸膈,所以心烦,片刻又自止,但一进食物就要呕吐,又出现心烦的,是蛔虫闻到食物的气味而出来扰动,病人时常自吐蛔虫。蛔虫引起的厥证,应当用乌梅丸治疗。此方又治日久不愈的下利。

伤寒热少微厥,指一作稍。头寒,嘿嘿不欲食,烦躁,数日小便利,色白者,此热除也,欲得食,其病为愈。若厥而呕,胸胁烦满者,其后必便血。

【语译】　伤寒邪热少手足厥冷轻微,只是指端发凉,心中不爽而不思饮食,烦躁,经过几天小便通利,尿色清白的,这是邪热已经解除,想要进食,此病就要痊愈。如果四肢厥冷而呕吐,胸胁烦闷胀满的,以后必然要便血。

病者手足厥冷,言我不结胸,小腹满,按之痛者,此冷结在膀胱关元^[1]也。

注[1]关元:穴名。在脐下三寸,是足三阴经脉的会穴。

【语译】 病人手足发冷,说自己没有胸部疼痛硬满的结胸证,只是小腹胀满,用手按压就疼痛,这是寒邪凝结在下焦膀胱和关元的缘故。

伤寒发热四日,厥反三日,复热四日,厥少热多者,其病当愈。四日至七日,热不除者,必便脓血。

【语译】 伤寒发热四天,四肢发凉却只有三天,又发热四天,手足厥冷少而发热多,病就应当痊愈。四天到七天,发热不退的,必然便脓血。

伤寒厥四日,热反三日,复厥五日,其病为进。寒多热少,阳气退,故为进也。

【语译】 伤寒四肢发凉四天,发热却反三天,又四肢发凉五天,这是病情在进展。因为阴寒多而阳热少,阳气衰弱,所以病情在发展。

伤寒六七日,脉微,手足厥冷,烦躁,灸厥阴^[1],厥不还者,死。

注[1]灸厥阴:指灸厥阴肝经的穴位,如行间和章门或太冲等穴。

【语译】 伤寒六七天,脉微,手足发凉,烦躁不安,应当灸厥阴,四肢发凉不能恢复的,是死证。

伤寒发热,下利厥逆,躁不得卧者,死。

【语译】 伤寒发热,下利而四肢厥冷,躁扰不能安卧的,是死证。

伤寒发热,下利至甚,厥不止者,死。

【语译】 伤寒发热,下利非常严重,四肢厥冷不止的,是死证。

伤寒六七日不利,便发热而利,其人汗出不止者,死。有阴无阳故也。

【语译】 伤寒六七天不下利,却突然发热而下利,病人汗出不止的,是死证。这是由于纯阴无阳的缘故。

伤寒五六日,不结胸,腹濡,脉虚复厥者,不可下,此亡血,下之死。

【语译】 伤寒五六天,没有结胸证而腹部柔软,脉虚而又有四肢厥冷的,不可用攻下药,这是因为阴血虚少,如果用攻下法就会造成死亡。

发热而厥,七日下利者,为难治。

【语译】 发热而且四肢厥冷,第七天又有下利的,是难治的病证。

伤寒脉促,手足厥逆,可灸之。促一作纵。

【语译】 伤寒脉促,又有手足厥冷的,可用灸法治疗。

伤寒脉滑而厥者,里有热,白虎汤主之。方二。

知母六两　石膏一斤,碎,绵裹　甘草二两,炙　粳米六合

上四味,以水一斗,煮米熟汤成,去滓,温服一升,日三服。

【语译】 伤寒脉滑而且四肢厥冷的,是里有热,应当用白虎汤治疗。

手足厥寒,脉细欲绝者,当归四逆汤主之。方三。

当归三两　桂枝三两,去皮　芍药三两　细辛三两　甘草

二两,炙　　通草二两　　大枣二十五枚,擘。一法,十二枚

上七味,以水八升,煮取三升,去滓,温服一升,日三服。

【语译】　四肢发凉,脉细得像没有似的,应用当归四逆汤治疗。

若其人内有久寒者,宜当归四逆加吴茱萸生姜汤。方四。

当归三两　　芍药三两　　甘草二两,炙　　通草二两　　桂枝三两,去皮　　细辛三两　　生姜半斤,切　　吴茱萸二升　　大枣二十五枚,擘

上九味,以水六升,清酒六升和,煮取五升,去滓,温分五服。一方,水酒各四升。

【语译】　如果病人素有内寒的,宜用当归四逆加吴茱萸生姜汤。

大汗出,热不去,内拘急,四肢疼,又下利厥逆而恶寒者,四逆汤主之。方五。

甘草二两,炙　　干姜一两半　　附子一枚,生用,去皮,破八片

上三味,以水三升,煮取一升二合,去滓,分温再服。若强人可用大附子一枚,干姜三两。

【语译】　大汗出,发热仍不退,腹内拘紧急迫,四肢疼痛,又有下利四肢厥冷而周身怕冷的,应当用四逆汤治疗。

大汗,若大下利,而厥冷者,四逆汤主之。六。用前第五方。

【语译】　大汗出,或者严重下利,而且四肢厥冷的,应当用

四逆汤治疗。

病人手足厥冷，脉乍紧者，邪[1]结在胸中[2]，心下满而烦，饥不能食者，病在胸中，当须吐之，宜瓜蒂散。方七。

瓜蒂　赤小豆

上二味，各等分，异捣筛，合内臼中，更治之，别以香豉一合，用热汤七合，煮作稀糜，去滓，取汁和散一钱匕，温顿服之。不吐者，少少加，得快吐乃止。诸亡血虚家，不可与瓜蒂散。

注[1]邪：这里指痰浊积饮。

　[2]胸中：泛指胸膈胃脘处。

【语译】　病人手足厥冷，脉突然变紧的，是痰浊积饮在胸，心下满闷而且发烦，饥饿而又不能进食，这是病邪在胸中，应当使用吐法，宜用瓜蒂散。

伤寒厥而心下悸，宜先治水，当服茯苓甘草汤，却治其厥；不尔，水渍入胃，必作利也。茯苓甘草汤。方八。

茯苓二两　甘草一两，炙　生姜三两，切　桂枝二两，去皮

上四味，以水四升，煮取二升，去滓，分温三服。

【语译】　伤寒手足厥冷而且心下悸动，要首先治疗水饮，适合服用茯苓甘草汤，然后再治疗手足厥冷；不这样的话，水饮渗入肠胃，必然要发生下利。

伤寒六七日，大下后，寸脉沉而迟，手足厥逆，下部脉[1]不至，喉咽不利，唾脓血，泄利不止者，为难治，麻黄升麻汤主之。方九。

麻黄二两半,去节　升麻一两一分　当归一两一分　知母十八铢　黄芩十八铢　萎蕤十八铢,一作菖蒲　芍药六铢　天门冬六铢,去心　桂枝六铢,去皮　茯苓六铢　甘草六铢,炙　石膏六铢,碎,绵裹　白术六铢　干姜六铢

上十四味,以水一斗,先煮麻黄一两沸,去上沫,内诸药,煮取三升,去滓,分温三服,相去如炊三斗米顷令尽,汗出愈。

注[1]下部脉:有两种解释:一指尺脉;一指足部脉。

【语译】　伤寒六七日,用峻泻药攻下后,寸脉沉而迟,手足逆冷,下部脉摸不到,咽喉吞咽困难,唾脓血,下利不止的,是难治的病证,应当用麻黄升麻汤治疗。

伤寒四五日,腹中痛,若转气下趣[1]少腹者,此欲自利也。

注[1]转气下趣:腹中有气向小腹走动。"趣"同"趋"。

【语译】　伤寒四五天,腹中疼痛,如果有气向下走动到少腹的,这是将要发生下利的表现。

伤寒本自寒下,医复吐下之,寒格[1]更逆吐下,若食入口即吐,干姜黄芩黄连人参汤主之。方十。

干姜　黄芩　黄连　人参各三两

上四味,以水六升,煮取二升,去滓,分温再服。

注[1]寒格:因下寒盛而将热邪格拒于上。

【语译】　病本来自寒性腹泻,医生又用催吐和泻下法治疗,因下寒盛而格热于上,使呕吐和下利更加严重,如果饮食入口就呕吐的,应当用干姜黄芩黄连人参汤治疗。

下利,有微热而渴,脉弱者,今自愈。

【语译】 下利,有轻微发热而且口渴,脉弱的,病将自愈。

下利,脉数,有微热汗出,今自愈,设复紧为未解。

一云设,脉浮复紧。

【语译】 下利,脉数,有轻微发热汗出,病将自愈,假设脉又变紧,是病未解除。

下利,手足厥冷,无脉者,灸之不温,若脉不还,反微喘者,死。少阴负趺阳者,为顺也。

【语译】 下利,手足发冷,无脉的,用灸法治疗而手足不转温,或者脉不能恢复,反而出现微喘的,是死证。太溪脉小于趺阳脉的,是顺证。

下利,寸脉反浮数,尺中自涩者,必清脓血。

【语译】 下利,寸脉反而浮数,尺脉独涩的,便脓血。

下利清谷,不可攻表,汗出必胀满。

【语译】 泻下不消化的食物,不可发汗解表,汗出必然引起腹部胀满。

下利,脉沉弦者,下重也;脉大者为未止;脉微弱数者,为欲自止,虽发热,不死。

【语译】 下利,脉沉弦的,大便就会里急后重;脉大的,是下利没有停止;脉微弱数的,是下利将要自止,虽有发热,也不会死亡。

下利,脉沉而迟,其人面少赤,身有微热,下利清谷者,必郁冒汗出而解,病人必微厥,所以然者,其面戴阳[1],下虚故也。

注[1]戴阳:因虚阳上浮而出现的面部发红。

【语译】 下利而脉沉迟，病人面色微红，身体轻微发热，下利而泻下不消化食物的，必然会出现头目昏蒙而随后汗出病解，病人必然手足有轻微发凉，之所以这样，是因为病人面戴浮阳，下部虚寒的缘故。

下利，脉数而渴者，今自愈。设不差，必清脓血，以有热故也。

【语译】 下利，脉数而口渴的，将会自愈。如果不愈，必然会便脓血，因为有热的缘故。

下利后脉绝，手足厥冷，晬时脉还，手足温者生，脉不还者死。

【语译】 下利后无脉，手足厥冷，一昼夜后脉搏恢复，手足温的易愈，脉搏不能恢复的是危证。

伤寒下利，日十余行，脉反实者死。

【语译】 伤寒下利，一日十多次，反而出现有力的脉象是危证或死证。

下利清谷，里寒外热，汗出而厥者，通脉四逆汤主之。方十一。

甘草二两,炙　附子大者一枚,生,去皮,破八片　干姜三两,强人可四两

上三味，以水三升，煮取一升二合，去滓，分温再服，其脉即出者愈。

【语译】 下利而食物不化，里有寒外有热，汗出而四肢发凉的，应当用通脉四逆汤治疗。

热利下重者，白头翁汤主之。方十二。

白头翁二两　黄柏三两　黄连三两　秦皮三两

上四味,以水七升,煮取二升,去滓,温服一升,不愈更服一升。

【语译】　热性下利而里急后重的,应当用白头翁汤治疗。

下利腹胀满,身体疼痛者,先温其里,乃攻其表,温里宜四逆汤,攻表宜桂枝汤。十三四逆汤,用前第五方。

桂枝汤方

桂枝三两,去皮　芍药三两　甘草二两,炙　生姜三两,切

大枣十二枚,擘

上五味,以水七升,煮取三升,去滓,温服一升,须臾,啜热稀粥一升,以助药力。

【语译】　下利而腹部胀满,周身疼痛的,要先温散里寒,然后再解除表邪,温里可用四逆汤,解表可用桂枝汤。

下利欲饮水者,以有热故也,白头翁汤主之。十四用前第十二方。

【语译】　下利而想要饮水的,是因为有热的缘故,应当用白头翁汤治疗。

下利谵语者,有燥屎也,宜小承气汤。方十五。

大黄四两,酒洗　枳实三枚,炙　厚朴二两,去皮,炙

上三味,以水四升,煮取一升二合,去滓,分二服,初一服谵语止,若更衣者,停后服。不尔尽服之。

【语译】　下利而有谵语的,是因为有燥屎,宜用小承气汤。

下利后更烦,按之心下濡者,为虚烦也,宜栀子豉汤。方十六。

肥栀子十四个,擘　香豉四合,绵裹

上二味,以水四升,先煮栀子,取二升半,内豉,更煮取一升半,去滓,分再服。一服得吐,止后服。

【语译】　下利后而更加心烦,按病人心下柔软的,是虚烦证,宜用栀子豉汤。

呕家有痈脓者,不可治呕,脓尽自愈。

【语译】　素患呕吐而是因为内有痈脓引起的,不能治其呕吐,痈脓排尽,呕吐就可自愈。

呕而脉弱,小便复利,身有微热,见厥者难治,四逆汤主之。十七。用前第五方。

【语译】　呕吐而脉弱,小便又通利,身有轻微发热,见到手足发凉的是难以治疗的,应当用四逆汤治疗。

干呕吐涎沫,头痛者,吴茱萸汤主之。方十八。

吴茱萸一升,汤洗七遍　人参三两　大枣十二枚,擘　生姜六两,切

上四味,以水七升,煮取二升,去滓,温服七合,日三服。

【语译】　干呕而口吐涎沫,头痛的,应当用吴茱萸汤治疗。

呕而发热者,小柴胡汤主之。方十九。

柴胡八两　黄芩三两　人参三两　甘草三两,炙　生姜三两,切　半夏半升,洗　大枣十二枚,擘

上七味,以水一斗二升,煮取六升,去滓,更煎取三升,温服一升,日三服。

【语译】　呕吐而发热的,应当用小柴胡汤治疗。

伤寒大吐大下之，极虚，复极汗者，其人外气怫郁，复与之水，以发其汗，因得哕，所以然者，胃中寒冷故也。

【语译】 伤寒经过大吐大下以后，正气极虚，又进行大发汗的，病人表气郁结不舒而无汗，又给病人饮水，使他出汗，因而引起呃逆。之所以这样，是因为胃中虚冷的缘故。

伤寒哕而腹满，视其前后，知何部不利，利之即愈。

【语译】 伤寒呃逆而腹部胀满，应当观察病人的大小便，要看他是大便不通还是小便不通，使他通利，病就会痊愈。

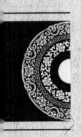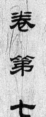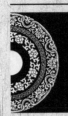

汉　张仲景述　晋　王叔和撰次
宋　林　亿校正
明　赵开美校刻
沈　琳同校

辨霍乱病脉证并治第十三
辨阴阳易差后劳复病脉证并治第十四
辨不可发汗病脉证并治第十五
辨可发汗病脉证并治第十六

辨霍乱病脉证并治第十三合六法，方六首。

【提要】　本篇主要论述了以吐利并作为主证的霍乱病证治。内容包括中焦阳虚，寒湿内扰的理中丸证；外有表邪，内兼饮停的五苓散证。同时还简述了霍乱病吐利日久所引起的亡阳之四逆汤证，以及亡阳兼阴竭的通脉四逆加猪胆汤证。

恶寒脉微而利，利止者，亡血也，四逆加人参汤主之。第一。四味，前有吐利三证。

霍乱，头痛，发热，身疼，热多饮水者，五苓散主之。寒多不用水者，理中丸主之。第二。五苓散，五味。理中丸，四味。作加减法附。

吐利止，身痛不休，宜桂枝汤，小和之。第三。五味。

吐利汗出，发热恶寒，四肢拘急，手足厥冷者，四逆汤主之。第四。三味。

吐利，小便利，大汗出，下利清谷，内寒外热，脉微欲绝，四逆汤主之。第五。用前第四方。

吐已下断，汗出而厥，四肢不解，脉微绝，通脉四逆加猪胆汤主之。第六。四味。下有不胜谷气一证。

问曰：病有霍乱者，何？答曰：呕吐而利，此名霍乱。

【语译】 问：有霍乱这种病，它的表现是什么？答：呕吐而且下利，这就叫霍乱。

问曰：病发热头痛，身疼恶寒，吐利者，此属何病？答曰：此名霍乱，霍乱自吐下，又利止，复更发热也。

【语译】 问：病人发热头痛，身体疼痛而怕冷，呕吐下利的，这是什么病？答：这叫霍乱，霍乱病自当有呕吐下利，或者下利停止以后，又再次出现发热。

伤寒，其脉微涩者，本是霍乱，今是伤寒，却四五日，至阴经上，转入阴必利，本呕下利者，不可治也。欲似大便，而反矢气，仍不利者，此属阳明也，便必鞕，十三日愈，所以然者，经尽故也。下利后当便鞕，鞕则能食者愈，今反不能食，到后经中，颇[1]能食，复过一经能食，过之一日当愈，不愈者，不属阳明也。

注[1]颇：此指稍微、略微。

【语译】 伤寒，病人脉微而涩的，本来是霍乱，现在又患伤寒，后四五天，到病邪入阴经的日期，邪转入阴经就必然发生下利。本来就有呕吐下利，是不好治的。好像要大便，反而只是矢气，仍然不下利的，这是转属阳明，大便必然结硬，十三天可以病愈，所以这样的原因，是邪气已在本经行尽的缘故。下利后大便应当硬，大便硬而能进饮食的病会痊愈，现在反而不能进食，到第二个六天中，稍微能食，又过第二个六天才能正常进食，再过一日就能痊愈，不痊愈的，就不属于阳明病。

恶寒脉微一作缓。而复利，利止亡血也，四逆加人参汤主之。方一。

甘草二两,炙　附子一枚,生,去皮,破八片　干姜一两半　人参一两

上四味，以水三升，煮取一升二合，去滓，分温再服。

【语译】　怕冷脉微而又下利，下利停止的是亡失了津液，应当用四逆加人参汤治疗。

霍乱，头痛发热，身疼痛，热多欲饮水者，五苓散主之；寒多不用水者，理中丸主之。二。

五苓散方

猪苓去皮　白术　茯苓各十八铢　桂枝半两,去皮　泽泻一两六铢

上五味，为散，更治之，白饮和服，方寸匕，日三服，多饮暖水，汗出愈。

理中丸方下有作汤,加减法。

人参　干姜　甘草炙　白术各三两

上四味，捣筛，蜜和为丸，如鸡子黄许大。以沸汤数合，和一丸，研碎，温服之，日三四，夜二服。腹中未热，益至三四丸，然不及汤。汤法，以四物，依两数切，用水八升，煮取三升，去滓，温服一升，日三服。若脐上

筑[1]者,肾气动也,去术,加桂四两;吐多者,去术,加生姜三两;下多者还用术;悸者,加茯苓二两;渴欲得水者,加术,足前成四两半;腹中痛者,加人参,足前成四两半;寒者,加干姜,足前成四两半;腹满者,去术,加附子一枚。服汤后如食顷,饮热粥一升许,微自温,勿发揭衣被。

注[1]脐上筑:指脐上跳动如有物捣。筑,捣的意思。

【语译】 霍乱,头痛,发热,身体疼痛,热多想饮水的,应当用五苓散治疗。寒多不想饮水的,应当用理中丸治疗。

吐利止,而身痛不休者,当消息和解其外,宜桂枝汤小和[1]之。方三。

桂枝三两,去皮　芍药三两　生姜三两　甘草二两,炙　大枣十二枚,擘

上五味,以水七升,煮取三升,去滓,温服一升。

注[1]小和:微和。此指少少服用,不可过多。

【语译】 呕吐下利停止,但身体疼痛不止的,应当斟酌情况和解外表的余邪,宜用桂枝汤轻微地进行调和。

吐利汗出,发热恶寒,四肢拘急,手足厥冷者,四逆汤主之。方四。

甘草二两,炙　干姜一两半　附子一枚,生,去皮,破八片

上三味,以水三升,煮取一升二合,去滓,分温再服,强人可大附子一枚、干姜三两。

【语译】 吐利汗出,发热怕冷,四肢拘紧挛急,手足发凉的,应当用四逆汤治疗。

既吐且利,小便复利,而大汗出,下利清谷,内寒外

热，脉微欲绝者，四逆汤主之。五。用前第四方。

【语译】 既呕吐又下利，小便又多，而且大汗出，下利而食物不化，里寒外热，脉微好像要断绝的，应当用四逆汤治疗。

吐已下断，汗出而厥，四肢拘急不解，脉微欲绝者，通脉四逆加猪胆汤主之。方六。

甘草二两，炙　干姜三两，强人可四两　　附子大者一枚，生，去皮，破八片　猪胆汁半合

上四味，以水三升，煮取一升二合，去滓，内猪胆汁，分温再服，其脉即来，无猪胆，以羊胆代之。

【语译】 呕吐下利已停止，汗出而且手足发凉，四肢挛急不解，脉微好像要断绝的，应当用通脉四逆加猪胆汤治疗。

吐利发汗，脉平，小烦者，以新虚不胜谷气故也。

【语译】 呕吐下利而又发汗，脉象平和，微烦的，这是因为病刚好而胃气虚弱，不能消化食物的缘故。

辨阴阳易差后劳复病脉证并治第十四合六法，方六首。

【提要】 本篇继六经病脉证治之后，论述了病后诸证：阴阳易之烧裈散证、大病差后劳复之枳实栀子豉汤证、伤寒差后发热的小柴胡汤证、大病差后病腰以下有水气的牡蛎泽泻散证、大病差后喜唾的理中丸证，以及伤寒解后形气内耗，气阴两伤兼有邪热的竹叶石膏汤证。并简述病后，要节饮食，以保胃气之法。

伤寒阴易病，身重，少腹里急，热上冲胸，头重不欲举，眼中生花，烧裈散主之。第一。一味。

大病差后劳复者，枳实栀子豉汤主之。第二。三味。下有宿

食,加大黄法附。

伤寒差以后,更发热,小柴胡汤主之。第三。七味。

大病差后从腰以下有水气者,牡蛎泽泻散主之。第四。七味。

大病差后,喜唾,久不了了,胸上有寒,当以丸药温之,宜理中丸。第五。四味。

伤寒解后,虚羸少气,气逆欲吐,竹叶石膏汤主之。第六。七味。下有病新差一证。

伤寒阴易[1]之为病,其人身体重,少气,少腹里急,或引阴中拘挛,热上冲胸,头重不欲举,眼中生花,花一作眵。膝胫拘急者,烧裈散主之。方一。

妇人中裈[2]近隐处[3],取烧作灰。

上一味,水服方寸匕,日三服,小便即利,阴头微肿,此为愈矣。妇人病取男子裈烧服。

注[1]阴易:《注解伤寒论》作"阴阳易"。"阴阳易"指患病初愈男女交接后引起的病证。

[2]中裈(kūn坤):古时称裤子为"裈"。"中裈"即是内裤。

[3]近隐处:即裤裆处。

【语译】 伤寒病愈后,阴阳易病的症状,是病人身体沉重,气短,少腹部拘急,或者牵引到阴部拘挛,觉得有热气上冲到胸,头部沉重不想抬起,眼睛发花,两膝和小腿感到拘挛不舒,应当用烧裈散治疗。

大病差后劳复[1]者,枳实栀子豉汤主之。方二。

枳实三枚,炙　栀子十四个,擘　豉一升,绵裹

上三味,以清浆水[2]七升,空煮取四升,内枳实栀子,煮取二升,下豉,更煮五六沸,去滓,温分再服,覆令微似汗。若有宿食者,内大黄如搏棋子[3]五六枚,服

之愈。

注[1]劳复：大病新愈，正气没有恢复，因劳作过早而使病证复发，叫劳复。

[2]清浆水，又名酸浆水。取熟米饭用清凉水浸泡五六日，待味变酸，水面起白花即成；另一说法，指淘米泔水，久放待味酸即成。但二者皆不可久放，久放水变败腐即不可再用。

[3]搏棋子：《千金方》：羊脂煎方后云，棋子大小如方寸匕。

【语译】 重病痊愈以后而因劳复使病复发的，应当用枳实栀子豉汤治疗。

伤寒差以后，更发热，小柴胡汤主之。脉浮者，以汗解之，脉沉实—作紧。者，以下解之。方三。

柴胡八两 人参二两 黄芩二两 甘草二两,炙 生姜二两 半夏半升,洗 大枣十二枚,擘

上七味，以水一斗二升，煮取六升，去滓，再煎取三升，温服一升，日三服。

【语译】 伤寒病愈以后，又出现发热，应当用小柴胡汤治疗。脉浮的，用发汗法治疗；脉沉实的，用攻下法治疗。

大病差后，从腰以下有水气者，牡蛎泽泻散主之。方四。

牡蛎熬 泽泻 蜀漆暖水洗,去腥 葶苈子熬 商陆根熬 海藻洗,去咸 栝楼根各等分

上七味，异捣，下筛为散，更于臼中治之，白饮和服方寸匕，日三服。小便利，止后服。

【语译】 重病痊愈以后，自腰以下有水肿的，应当用牡蛎泽泻散治疗。

大病差后，喜唾，久不了了，胸上有寒，当以丸药温

之,宜理中丸。方五。

　　人参　白术　甘草炙　干姜各三两

　　上四味,捣筛,蜜和为丸,如鸡子黄许大,以沸汤数合,和一丸,研碎,温服之,日三服。

　　【语译】　重病痊愈后,口中频频吐唾沫,多日不能痊愈,这是胸膈上有寒饮,适合用丸药温化,宜用理中丸。

　　伤寒解后,虚羸少气,气逆欲吐,竹叶石膏汤主之。方六。

　　竹叶二把　石膏一斤　半夏半斤,洗　麦门冬一升,去心　人参二两　甘草二两,炙　粳米半斤

　　上七味,以水一斗,煮取六升,去滓,内粳米,煮米熟,汤成去米,温服一升,日三服。

　　【语译】　伤寒病愈后,身体虚弱消瘦而气短,气上逆而想呕吐的,应当用竹叶石膏汤治疗。

　　病人脉已解,而日暮微烦,以病新差,人强与谷,脾胃气尚弱,不能消谷,故令微烦,损谷[1]则愈。

　　注[1]损谷:减少饮食。

　　【语译】　病人脉已平和,然而傍晚出现轻微的心烦,这是因为疾病刚好,人们过多地让病人进食,脾胃气还虚弱,不能消化食物,所以引起轻微的心烦,减少饮食就会痊愈。

辨不可发汗病脉证并治第十五一法,方本阙。

　　【提要】　本篇重集六经病篇有关不可发汗之病证。并阐述了误汗后的各种变证,从而重申了汗法的正确运用。

汗家不可发汗,发汗必恍惚心乱,小便已,阴疼,宜禹余粮丸。第一。方本阙,前后有十九病证。

夫以为疾病至急,仓卒寻按,要者难得,故重集诸可与不可方治,比之三阴三阳篇中,此易见也。又时有不止是三阴三阳,出在诸可与不可中也。

【语译】 一般说病都是很急的,在匆促间寻找治法,要领是很难得到的,所以又重新收集了这些汗、吐、下可与不可的方药和治法,比放在三阴三阳篇中,更容易查阅。还有不见于三阴三阳篇中的内容,也出现在这些可与不可的各篇中。

少阴病,脉细沉数,病为在里,不可发汗。

【语译】 见少阴病篇。

脉浮紧者,法当身疼痛,宜以汗解之。假令尺中迟者,不可发汗,何以知然,以荣气不足,血少故也。

【语译】 见太阳病中篇。

少阴病,脉微不可发汗,亡阳故也。

【语译】 见少阴病篇。

脉濡而弱,弱反在关,濡反在巅[1],微反在上,涩反在下。微则阳气不足,涩则无血,阳气反微,中风汗出,而反躁烦,涩则无血,厥而且寒。阳微发汗,躁不得眠。

注[1]巅:高处叫巅,此指寸口高骨处的关脉。

【语译】 脉濡而弱,弱脉只在关部沉取而得,濡脉只在关部浮取而得,微脉只见于寸部,涩脉只见于尺部。寸脉微是阳气不足,尺脉涩是阴虚血虚少,阳气微弱,就会中风汗出,而且会躁烦,尺脉涩是阴血不足,就会四肢发凉而且怕冷。如果阳气衰而发汗,就会躁动不能安眠。

动气在右[1]，不可发汗，发汗则衄而渴，心苦烦，饮即吐水。

注[1]动气在右：脐右有气筑筑然跳动，为肺气虚的表现。另外，脐左有动气为肝虚，脐上有动气为心虚，脐有动气为脾虚，脐下有动气为肾虚。详见《难经·十六难》。

【语译】 动气在脐右侧，不可发汗，发汗就会出现鼻衄和口渴，心里感到烦闷，饮水就立即吐出。

动气在左，不可发汗。发汗则头眩，汗不止，筋惕肉瞤。

【语译】 动气在脐左侧，不可发汗。发汗就会出现头目眩晕，汗出不止，筋肉跳动。

动气在上，不可发汗。发汗则气上冲，正在心端。

【语译】 动气在脐上面，不可发汗。发汗就会出现气向上攻冲，直达心头。

动气在下，不可发汗。发汗则无汗，心中大烦，骨节苦疼，目运[1]恶寒，食则反吐，谷不得前。

注[1]目运：此指头眩目晕。"运"通"晕"。

【语译】 动气在脐下面，不可发汗。发汗也无汗，心中会很烦闷，骨节疼痛，头目眩晕而怕冷，进食就呕吐，食物不能下行。

咽中闭塞，不可发汗。发汗则吐血，气微绝，手足厥冷，欲得蜷卧，不能自温。

【语译】 咽喉闭塞的病证，不可发汗，发汗就会吐血，阳气衰微，手足发冷，想要蜷曲而卧，不能自己恢复温暖。

诸脉得数，动微弱[1]者，不可发汗。发汗则大便难,腹中干,一云小便难胞中干。胃躁[躁通燥。]而烦,其形相象,根本异源。

注[1]动微弱:指脉搏动微而弱。

【语译】 各脉出现数象,搏动微弱的,不可发汗。发汗就会大便困难,腹中干,胃中燥而烦,病形与阳明腑实很相像,但病源是根本不同的。

脉濡而弱,弱反在关,濡反在巅,弦反在上,微反在下。弦为阳运[1],微为阴寒,上实下虚,意欲得温。微弦为虚,不可发汗,发汗则寒栗,不能自还。

注[1]阳运:阳气运动。

【语译】 脉濡而弱,弱脉只在关部沉取而得,濡脉只在关部浮取而得,弦脉只在寸部,微脉只在尺部。弦脉主阳气动于上,微脉主阴寒盛于下,上实下虚,病人想要得到温暖。微弦脉主虚,不可发汗,发汗就会导致寒栗,并且不能自己恢复温暖。

咳者则剧,数吐涎沫,咽中必干,小便不利,心中饥烦,晬时而发,其形似疟,有寒无热,虚而寒栗。咳而发汗,蜷而苦满,腹中复坚。

【语译】 咳嗽发作就很剧烈,频吐涎沫,咽喉必然干燥,小便不利,心中感到饥饿而烦,每满一昼夜就定时发作,病情很像疟疾,有寒无热,因虚而怕冷发抖。因咳嗽发汗,就会蜷卧而胸膈满闷,腹内又有坚硬之感。

厥,脉紧,不可发汗。发汗则声乱,咽嘶舌萎,声不得前[1]。

注[1]声不得前:即不能发出声音。

【语译】 手足厥冷,脉紧,不可发汗。发汗就会出现声音改变,咽喉嘶哑而舌萎不用,语声不能发出。

诸逆发汗，病微者难差，剧者言乱，目眩者死，一云谵言目眩睛乱者死。命将难全。

【语译】 对四肢逆冷证进行发汗，病轻的难愈，病重的就语言错乱，目眩昏暗的就会死，性命将难以保全。

太阳病，得之八九日，如疟状，发热恶寒，热多寒少，其人不呕，清便续自可，一日二三度发，脉微而恶寒者，此阴阳俱虚，不可更发汗也。

【语译】 参见太阳病上篇。

太阳病，发热恶寒，热多寒少，脉微弱者，无阳也，不可发汗。

【语译】 见太阳病上篇。

咽喉干燥者，不可发汗。

【语译】 见太阳病中篇。

亡血不可发汗，发汗则寒栗而振。

【语译】 见太阳病中篇。

衄家不可发汗，汗出必额上陷，脉急紧，直视不能眴，不得眠。音见上。

【语译】 见太阳病中篇。

汗家不可发汗，发汗必恍惚心乱，小便已，阴疼，宜禹余粮丸。一。方本阙。

【语译】 见太阳病中篇。

淋家不可发汗，发汗必便血。

【语译】 见太阳病中篇。

疮家虽身疼痛，不可发汗，汗出则痉。

【语译】 见太阳病中篇。

下利不可发汗，汗出必胀满。

【语译】 见厥阴病篇。

咳而小便利，若失小便者，不可发汗，汗出则四肢厥逆冷。

【语译】 咳嗽而小便清长，或小便失禁的，不可发汗，汗出就会引起四肢厥逆发凉。

伤寒一二日至四五日厥者，必发热，前厥者后必热，厥深者热亦深，厥微者热亦微。厥应下之，而反发汗者，必口伤烂赤。

【语译】 参见厥阴病篇。

伤寒脉弦细，头痛发热者，属少阳，少阳不可发汗。

【语译】 参见少阳病篇。

伤寒头痛，翕翕发热；形象中风，常微汗出，自呕者，下之益烦，心懊憹如饥；发汗则致痉，身强难以伸屈；熏之则发黄，不得小便，久则发咳唾。

【语译】 伤寒头痛，轻微发热，像太阳中风，常有微汗出，自己呕吐的，用攻下法治疗就更觉得发烦，心里烦乱如同饥饿一样；发汗就会引起痉证，身体强劲难以屈伸；用火熏就会引起身体发黄，不得小便，病久就要咳嗽唾脓。

太阳与少阳并病，头项强痛，或眩冒时如结胸，心下痞硬者，不可发汗。

【语译】 见太阳病下篇。

210

太阳病发汗因致痉。

【语译】 见痉湿暍篇。

少阴病，咳而下利，谵语者，此被火气劫故也。小便必难，以强责少阴汗也。

【语译】 见少阴病篇。

少阴病，但厥无汗，而强发之，必动其血，未知从何道出，或从口鼻，或从目出者，是名下厥上竭，为难治。

【语译】 见少阴病篇。

辨可发汗病脉证并治第十六合四十一法，方一十四首。

【提要】 本篇在中医理论整体观思想的指导下，首揭"春夏宜发汗"以随顺升发之气这一治疗大法。继而论述了汗法在应用时的具体要求和注意事项。并重集六经病篇中诸可汗之病脉证治内容：麻黄汤证、桂枝汤证、大青龙汤证、小青龙汤证、葛根汤证及其加减证、小柴胡汤证、柴胡桂枝汤证、麻黄附子甘草汤证、五苓散证等。通览本篇，可晓汗法之大局。

太阳病，外证未解，脉浮弱，当以汗解，宜桂枝汤。第一。五味前有四法。

脉浮而数者，可发汗，属桂枝汤证。第二。用前第一方。一法用麻黄汤。

阳明病，脉迟，汗出多，微恶寒，表未解也，属桂枝汤证。第三。用前第一方。下有可汗二证。

病人烦热，汗出解，又如疟状，脉浮虚者，当发汗，属桂枝汤证。第四。用前第一方。

病常自汗出，此荣卫不和也，发汗则愈，属桂枝汤证。第五。用前第一方。

病人脏无他病，时发热汗出，此卫气不和也，先其时发汗则愈，属桂枝汤证。第六。用前第一方。

脉浮紧，浮为风，紧为寒，风伤卫，寒伤荣，荣卫俱病，骨节烦疼，可发汗，宜麻黄汤。第七。四味。

太阳病不解，热结膀胱，其人如狂，血自下愈，外未解者，属桂枝汤证。第八。用前第一方。

太阳病，下之微喘者，表未解，宜桂枝加厚朴杏子汤。第九。七味。

伤寒脉浮紧，不发汗，因衄者，属麻黄汤证。第十。用前第七方。

阳明病，脉浮无汗而喘者，发汗愈，属麻黄汤证。第十一。用前第七方。

太阴病，脉浮者，可发汗，属桂枝汤证。第十二。用前第一方。

太阳病，脉浮紧无汗，发热身疼痛，八九日表证在，当发汗，属麻黄汤证。第十三。用前第七方。

脉浮者，病在表，可发汗，属麻黄汤证。第十四。用前第七方。一法用桂枝汤。

伤寒不大便六七日，头痛有热者，与承气汤。其小便清者，知不在里，续在表，属桂枝汤证。第十五。用前第一方。

下利腹胀满，身疼痛者，先温里，乃攻表，温里宜四逆汤，攻表宜桂枝汤。第十六。四逆汤三味。桂枝汤用前第一方。

下利后，身疼痛，清便自调者，急当救表，宜桂枝汤。第十七。用前第一方。

太阳病，头痛发热，汗出恶风寒者，属桂枝汤证。第十八。用前第一方。

太阳中风，阳浮阴弱，热发汗出，恶寒恶风，鼻鸣干呕者，属桂枝汤证。第十九。用前第一方。

太阳病，发热汗出，此为荣弱卫强，属桂枝汤证。第二十。用前第一方。

太阳病下之，气上冲者，属桂枝汤证。第二十一。用前第一方。

太阳病，服桂枝汤反烦者，先刺风池风府，却与桂枝汤愈。第二十二。用前第一方。

烧针被寒，针处核起者，必发奔豚气，与桂枝加桂汤。第二十三。五味。

太阳病，项背强几几，汗出恶风者，宜桂枝加葛根汤。第二十四。七味。注见第二卷中。

太阳病，项背强几几，无汗恶风者，属葛根汤证。第二十五。用前方。

太阳阳明合病，自利，属葛根汤证。第二十六。用前方。一云，用后第二十八方。

太阳阳明合病，不利，但呕者，属葛根加半夏汤。第二十七。八味。

太阳病，桂枝证，反下之，利遂不止，脉促者，表未解也，喘而汗出，属葛根黄芩黄连汤。第二十八。四味。

太阳病，头痛发热，身疼，恶风无汗，属麻黄汤证。第二十九。用前第七方。

太阳阳明合病，喘而胸满者，不可下，属麻黄汤证。第三十。用前第七方。

太阳中风，脉浮紧，发热恶寒，身疼不汗而烦躁者，大青龙汤主之。第三十一。七味。下有一病证。

阳明中风，脉弦浮大，短气腹满，胁下及心痛，鼻干不得汗，嗜卧，身黄，小便难，潮热，外不解，过十日，脉浮者，与小柴胡汤。脉但浮，无余证者，与麻黄汤。第三十二。小柴胡汤七味。麻黄汤用前第七方。

太阳病，十日以去，脉浮细嗜卧者，外解也；设胸满胁痛者，与小柴胡汤；脉但浮，与麻黄汤。第三十三。并用前方。

伤寒脉浮缓，身不疼但重，乍有轻时，无少阴证，可与大青龙汤发之。第三十四。用前第三十一方。

伤寒表不解，心下有水气，干呕发热而咳，或渴，或利，或噎，或小便不利，或喘，小青龙汤主之。第三十五。八味。加减法附。

伤寒心下有水气，咳而微喘，发热不渴，属小青龙汤证。第三十六。用前方。

伤寒五六日中风，往来寒热，胸胁苦满，不欲饮食，心烦喜呕者，属小柴胡汤证。第三十七。用前第三十二方。

伤寒四五日，身热恶风，颈项强，胁下满，手足温而渴，属小柴胡汤证。第三十八。用前第三十二方。

伤寒六七日，发热微恶寒，支节烦疼，微呕，心下支结，外证未去者，柴胡桂枝汤主之。第三十九。九味。

少阴病，得之二三日，麻黄附子甘草汤，微发汗。第四十。三味。

脉浮，小便不利，微热消渴者，与五苓散。第四十一。五味。

大法[1]，春夏宜发汗。

注[1]大法：基本规则。

【语译】 治疗的基本法则，在春夏季宜用发汗法。

凡发汗，欲令手足俱周，时出似漐漐然，一时间[通间]许[1]益佳。不可令如水流离[2]。若病不解，当重发汗。汗多者必亡阳，阳虚不得重发汗也。

注[1]一时间许：一个时辰左右，即今之两小时左右。

[2]离："离"同"漓"。即汗多如水流淌一样。

【语译】 凡发汗，应使全身手足汗出周遍，并使微汗出不断，大约经过一个时辰左右最好。但不可使汗出太多，像水流淌那样。如果病不能解除，应当再次发汗。汗出太多，一定会损伤阳气,阳气虚就不能再发汗了。

凡服汤发汗,中病便止,不必尽剂也。

【语译】 凡是服汤药发汗,汗出病解即应停服,不必服完全剂。

凡云可发汗,无汤者,丸散亦可用,要以汗出为解,然不如汤随证良验。

【语译】 凡是说要发汗,没有汤药时,丸药、散药也可服用,应发出汗病才会好,但都不如汤剂可随证用药效果良验。

太阳病,外证未解,脉浮弱者,当以汗解,宜桂枝汤。方一。

桂枝三两,去皮　芍药三两　甘草二两,炙　生姜三两,切
大枣十二枚,擘

上五味,以水七升,煮取三升,去滓,温服一升啜粥,将息如初法。

【语译】 见太阳病中篇。

脉浮而数者,可发汗,属桂枝汤证。二。用前第一方,一法用麻黄汤。

【语译】 见太阳病中篇。

阳明病,脉迟,汗出多,微恶寒者,表未解也,可发汗,属桂枝汤证。三。用前第一方。

【语译】 见阳明病篇。

夫病脉浮大,问病者,言但便鞕耳。设利者,为大逆。鞕为实,汗出而解。何以故?脉浮当以汗解。

【语译】 病见浮大脉，询问病人，他只是说大便硬结。假如进行攻下，就是大的错误。大便硬虽然为里实证，但汗出表解后病就会好。这是什么缘故呢？因为脉浮是邪气在表，所以应当用发汗法来解除病邪。

伤寒，其脉不弦紧而弱，弱者必渴，被火必谵语，弱者发热脉浮，解之，当汗出愈。

【语译】 见太阳病中篇。

病人烦热，汗出即解，又如疟状，日晡所发潮热者，属阳明也。脉浮虚者，当发汗，属桂枝汤证。四。用前第一方。

【语译】 见阳明病篇。

病常自汗出者，此为荣气和，荣气和者，外不谐，以卫气不共荣气谐和故尔。以荣行脉中，卫行脉外，复发其汗，荣卫和则愈，属桂枝汤证。五。用前第一方。

【语译】 见太阳病中篇。

病人脏无他病，时发热自汗出，而不愈者，此卫气不和也。先其时发汗则愈，属桂枝汤证。六。用前第一方。

【语译】 见太阳病中篇。

脉浮而紧，浮则为风，紧则为寒，风则伤卫，寒则伤荣，荣卫俱病，骨节烦疼，可发其汗，宜麻黄汤。方七。

麻黄三两，去节　桂枝二两　甘草一两，炙　杏仁七十个，去皮尖

上四味，以水八升，先煮麻黄，减二升，去上沫，内诸药，煮取二升半，去滓，温服八合。温复取微似汗，不须啜粥，余如桂枝将息。

【语译】 参见辨脉法篇。

太阳病不解，热结膀胱，其人如狂，血自下，下者愈。其外未解者，尚未可攻，当先解其外，属桂枝汤证。八。用前第一方。

【语译】 见太阳病中篇。

太阳病，下之微喘者，表未解也，宜桂枝加厚朴杏子汤。方九。

桂枝三两，去皮　芍药三两　生姜三两，切　甘草二两，炙　厚朴二两，炙，去皮　杏仁五十个，去皮尖　大枣十二枚，擘

上七味，以水七升，煮取三升，去滓，温服一升。

【语译】 见太阳病中篇。

伤寒脉浮紧，不发汗，因致衄者，属麻黄汤证。十。用前第七方。

【语译】 见太阳病中篇。

阳明病，脉浮无汗而喘者，发汗则愈，属麻黄汤证。十一。用前第七方。

【语译】 见阳明病篇。

太阴病，脉浮者，可发汗，属桂枝汤证。十二。用前第一方。

【语译】 见太阴病篇。

太阳病，脉浮紧，无汗发热，身疼痛，八九日不解，表证仍在，当复发汗。服汤已微除，其人发烦目瞑，剧者必衄，衄乃解。所以然者，阳气重故也。属麻黄汤

证。十三。<small>用前第七方。</small>

【语译】 见太阳病中篇。

脉浮者，病在表，可发汗，属麻黄汤证。十四。<small>用前第七方。一法用桂枝汤。</small>

【语译】 见太阳病中篇。

伤寒不大便六七日，头痛有热者，与承气汤。其小便清者，<small>一云，大便青。</small>知不在里，续在表也，当须发汗。若头痛者，必衄，属桂枝汤证。十五。<small>用前第一方。</small>

【语译】 见太阳病中篇。

下利腹胀满，身体疼痛者，先温其里，乃攻其表，温里宜四逆汤，攻表宜桂枝汤。十六。<small>用前第一方。</small>

四逆汤方

甘草<small>二两，炙</small> 干姜<small>一两半</small> 附子<small>一枚，生，去皮，破八片</small>

上三味，以水三升，煮取一升二合，去滓，分温再服。强人可大附子一枚，干姜三两。

【语译】 见厥阴病篇。

下利后，身疼痛，清便自调者，急当救表，宜桂枝汤发汗。十七。<small>用前第一方。</small>

【语译】 见太阳病中篇。

太阳病，头痛发热，汗出恶风寒者，属桂枝汤证。十八。<small>用前第一方。</small>

【语译】 见太阳病上篇。

太阳中风，阳浮而阴弱，阳浮者，热自发；阴弱者，

汗自出；啬啬恶寒，淅淅恶风，翕翕发热，鼻鸣干呕者，属桂枝汤证。十九。<small>用前第一方。</small>

【语译】 见太阳病上篇。

太阳病，发热汗出者，此为荣弱卫强，故使汗出，欲救邪风，属桂枝汤证。二十。<small>用前第一方。</small>

【语译】 见太阳病中篇。

太阳病，下之后，其气上冲者，属桂枝汤证。二十一。<small>用前第一方。</small>

【语译】 见太阳病上篇。

太阳病，初服桂枝汤，反烦不解者，先刺风池风府，却与桂枝汤则愈。二十二。<small>用前第一方。</small>

【语译】 见太阳病上篇。

烧针令其汗，针处被寒，核起而赤者必发奔豚。气从少腹上撞心者，灸其核上各一壮，与桂枝加桂汤。方二十三。

桂枝<small>五两，去皮</small> 甘草<small>二两，炙</small> 大枣<small>十二枚，擘</small> 芍药<small>三两</small> 生姜<small>三两，切</small>

上五味，以水七升，煮取三升，去滓，温服一升。本云，桂枝汤，今加桂满五两，所以加桂者，以能泄奔豚气也。

【语译】 见太阳病中篇。

太阳病，项背强几几，反汗出恶风者，宜桂枝加葛根汤。方二十四。

葛根四两　麻黄三两,去节　甘草二两,炙　芍药三两　桂枝二两　生姜三两　大枣十二枚,擘

上七味,以水一斗,煮麻黄葛根,减二升,去上沫,内诸药,煮取三升,去滓,温服一升。复取微似汗,不须啜粥助药力,余将息依桂枝法。注见第二卷中。

【语译】　见太阳病上篇。

太阳病,项背强几几,无汗恶风者,属葛根汤证。二十五。用前第二十四方。

【语译】　见太阳病中篇。

太阳与阳明合病,必自下利,不呕者,属葛根汤证。二十六。用前方。一云,用后第二十八方。

【语译】　见太阳病中篇。

太阳与阳明合病,不下利,但呕者,宜葛根加半夏汤。方二十七。

葛根四两　半夏半升,洗　大枣十二枚,擘　桂枝去皮,二两　芍药二两　甘草二两,炙　麻黄三两,去节　生姜三两

上八味,以水一斗,先煮葛根麻黄,减二升,去上沫,内诸药,煮取三升,去滓,温服一升,复取微似汗。

【语译】　见太阳病中篇。

太阳病,桂枝证,医反下之,利遂不止,脉促者,表未解也,喘而汗出者,宜葛根黄芩黄连汤。方二十八。

促作纵。

葛根八两　黄连三两　黄芩三两　甘草二两,炙

上四味,以水八升,先煮葛根,减二升,内诸药,煮

取二升，去滓，分温再服。

【语译】 见太阳病中篇。

太阳病，头痛发热，身疼腰痛，骨节疼痛，恶风无汗而喘者，属麻黄汤证。二十九。用前第七方。

【语译】 见太阳病中篇。

太阳与阳明合病，喘而胸满者，不可下，属麻黄汤证。三十。用前第七方。

【语译】 见太阳病中篇。

太阳中风，脉浮紧，发热恶寒，身疼痛，不汗出而烦躁者，大青龙汤主之。若脉微弱，汗出恶风者，不可服之；服之则厥逆，筋惕肉𥆧，此为逆也。大青龙汤方。三十一。

麻黄六两，去节　桂枝二两，去皮　杏仁四十枚，去皮尖　甘草二两，炙　石膏如鸡子大，碎　生姜三两，切　大枣十二枚，擘

上七味，以水九升，先煮麻黄，减二升，去上沫，内诸药，煮取三升，温服一升。复取微似汗。汗出多者，温粉粉之。一服汗者，勿更服。若复服，汗出多者，亡阳遂一作逆。虚，恶风烦躁，不得眠也。

【语译】 见太阳病中篇。

阳明中风，脉弦浮大而短气，腹都满，胁下及心痛，久按之气不通，鼻干不得汗，嗜卧，一身及目悉黄，小便难，有潮热，时时哕，耳前后肿，刺之小差，外不解，过十日，脉续浮者，与小柴胡汤。脉但浮，无余证者，与麻黄汤。用前第七方。不溺，腹满加哕者，不治。三十二。

小柴胡汤方

柴胡八两　黄芩三两　人参三两　甘草三两,炙　生姜三两,切　半夏半升,洗　大枣十二枚,擘

上七味,以水一斗二升,煮取六升,去滓,再煎取三升,温服一升,日三服。

【语译】　见阳明病篇。

太阳病,十日以去,脉浮而细,嗜卧者,外已解也。设胸满胁痛者,与小柴胡汤;脉但浮者,与麻黄汤。三十三。并用前方。

【语译】　见太阳病中篇。

伤寒脉浮缓,身不疼,但重,乍有轻时,无少阴证者,可与大青龙汤发之。三十四。用前第三十一方。

【语译】　见太阳病中篇。

伤寒表不解,心下有水气,干呕,发热而咳,或渴,或利,或噎,或小便不利、少腹满,或喘者,宜小青龙汤。方三十五。

麻黄二两,去节　芍药二两　桂枝二两,去皮　甘草二两,炙　细辛二两　五味子半升　半夏半升,洗　干姜三两

上八味,以水一斗,先煮麻黄,减二升,去上沫,内诸药,煮取三升,去滓,温服一升。若渴,去半夏,加栝楼根三两。若微利,去麻黄,加荛花如一鸡子,熬令赤色。若噎,去麻黄,加附子一枚,炮。若小便不利,少腹满,去麻黄,加茯苓四两。若喘,去麻黄,加杏仁半升,去皮尖。且荛花不治利,麻黄主喘,今此语反之。疑非

仲景意。注见第三卷中。

【语译】　见太阳病中篇。

伤寒心下有水气，咳而微喘，发热不渴，服汤已渴者，此寒去欲解也，属小青龙汤证。三十六。用前方。

【语译】　见太阳病中篇。

中风往来寒热，伤寒五六日以后，胸胁苦满，嘿嘿不欲饮食，烦心喜呕，或胸中烦而不呕，或渴，或腹中痛，或胁下痞硬，或心下悸、小便不利，或不渴、身有微热，或咳者，属小柴胡汤证。三十七。用前第三十二方。

【语译】　见太阳病中篇。

伤寒四五日，身热恶风，颈项强，胁下满，手足温而渴者，属小柴胡汤证。三十八。用前第三十二方。

【语译】　见太阳病中篇。

伤寒六七日，发热微恶寒，支节烦痛，微呕，心下支结，外证未去者，柴胡桂枝汤主之。方三十九。

柴胡四两　黄芩一两半　人参一两半　桂枝一两半，去皮　生姜一两半，切　半夏二合半，洗　芍药一两半　大枣六枚，擘　甘草一两，炙

上九味，以水六升，煮取三升，去滓，温服一升，日三服。本云，人参汤，作如桂枝法，加半夏柴胡黄芩，如柴胡法，今著人参作半剂。

【语译】　见太阳病下篇。

少阴病，得之二三日，麻黄附子甘草汤微发汗，以二三日无证，故微发汗也。四十。

麻黄二两，去根节　甘草二两，炙　附子一枚，炮，去皮，破八片

上三味，以水七升，先煮麻黄一二沸，去上沫，内诸药，煮取二升半，去滓，温服八合，日三服。

【语译】　见少阴病篇。

脉浮，小便不利，微热消渴者，与五苓散，利小便发汗。四十一。

猪苓十八铢，去皮　茯苓十八铢　白术十八铢　泽泻一两六铢
桂枝半两，去皮

上五味，捣为散，以白饮和，服方寸匕，日三服。多饮暖水，汗出愈。

【语译】　见太阳病中篇。

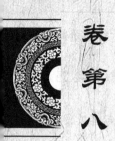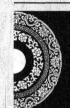

卷第八

伤寒论

汉　张仲景述　晋　王叔和撰次

宋　林　亿校正

明　赵开美校刻

沈　琳同校

辨发汗后病脉证并治第十七

辨不可吐第十八　　辨可吐第十九

辨发汗后病脉证并治第十七合二十五法，方二十四首。

【提要】　本篇重集了六经病篇中发汗后诸病证治：汗后表邪未解仍需再汗的麻黄汤证和桂枝汤证、桂枝二麻黄一汤证；汗后阳虚的桂枝加附子汤证；汗后邪热入里兼津气两伤的白虎加人参汤证；汗后荣卫气血不足之身痛的桂枝加芍药生姜各一两人参三两新加汤证；汗后邪热壅肺而作喘的麻黄杏仁甘草石膏汤证；汗后心阳虚心悸的桂枝甘草汤证；汗后胃虚致水停心下的茯苓甘草汤证；汗后水停的五苓散证；汗后气滞饮停兼脾虚的厚姜半甘参汤证；汗后脾虚水邪欲乘虚上冲的苓桂枣甘汤证；汗后水饮食滞致痞的生姜泻心汤证；汗后但热不寒的调胃承气汤证；汗后腹满痛的大承气汤急下证；汗后亡阳的四逆汤证等等。从而可以看出发汗要得法，汗不得法就会造成汗后所致阴阳表里寒热虚实等诸多变证，而对于这些汗后诸病证辨治之法，大大地超出了六经范畴。我们又可以将其用于辨治杂病之中，亦符合当时仲景伤寒与杂病共论之心意。

太阳病，发汗后遂漏不止，恶风，小便难，四肢急，难以屈伸者，属桂枝加附子汤。第一。六味。前有八病证。

太阳病，服桂枝汤，烦不解，先刺风池、风府，却与桂枝汤。第二。五味。

服桂枝汤，汗出，脉洪大者，与桂枝汤。若形似疟，一日再发者，属桂枝二麻黄一汤。第三。七味。

服桂枝汤，汗出后，烦渴不解，脉洪大者，属白虎加人参汤。第四。五味。

伤寒，脉浮，自汗出，小便数，心烦，恶寒，脚挛急，与桂枝攻表，得之便厥，咽干，烦躁吐逆，作甘草干姜汤；厥愈，更作芍药甘草汤；其脚即伸。若胃气不和，与调胃承气汤。若重发汗，加烧针者，与四逆汤。第五。甘草干姜汤，芍药甘草汤，并二味。调胃承气汤，四逆汤，并三味。

太阳病，脉浮紧，无汗发热，身疼，八九日不解，服汤已，发烦必衄，宜麻黄汤。第六。四味。

伤寒发汗已解，半日复烦，脉浮数者，属桂枝汤证。第七。用前第二方。

发汗后，身疼，脉沉迟者，属桂枝加芍药生姜各一两人参三两新加汤。第八。六味。

发汗后，不可行桂枝汤，汗出而喘，无大热者，可与麻黄杏子甘草石膏汤。第九。四味。

发汗过多，其人叉手自冒心，心下悸，欲得按者，属桂枝甘草汤。第十。二味。

发汗后，脐下悸，欲作奔豚，属茯苓桂枝甘草大枣汤。第十一。四味。甘澜水法附。

发汗后，腹胀满者，属厚朴生姜半夏甘草人参汤。第十二。五味。

发汗病不解，反恶寒者，虚也，属芍药甘草附子汤。第十三。三味。

发汗后，不恶寒，但热者，实也，当和胃气，属调胃承气汤证。十四。用前第五方。

太阳病，发汗后，大汗出，胃中干，烦躁，不得眠。若脉浮小便不利，渴者，属五苓散。第十五。五味。

发汗已，脉浮数，烦渴者，属五苓散证。第十六。用前第十五方。

伤寒汗出而渴者，宜五苓散，不渴者，属茯苓甘草汤。第十七。四味。

太阳病，发汗不解，发热，心悸，头眩身𬌗动，欲擗—作僻。地者，属真武汤。第十八。五味。

伤寒汗出解之后，胃中不和，心下痞，干噫，腹中雷鸣下利者，属生姜泻心汤。第十九。八味。

伤寒汗出不解，心中痞，呕吐下利者，属大柴胡汤。第二十。八味。

阳明病自汗，若发其汗，小便自利，虽硬不可攻，须自欲大便，宜蜜煎，若土瓜根，猪胆汁为导。第二十一。蜜煎一味，猪胆方二味。

太阳病三日，发汗不解，蒸蒸发热者，属调胃承气汤证。第二十二。用前第五方。

大汗出，热不去，内拘急，四肢疼，又下利厥逆恶寒者，属四逆汤证。第二十三。用前第五方。

发汗后不解，腹满痛者，急下之，宜大承气汤。第二十四。四味。

发汗多，亡阳谵语者，不可下，与柴胡桂枝汤和其荣卫，后自愈。第二十五。九味。

二阳并病，太阳初得病时，发其汗，汗先出不彻，因转属阳明，续自微汗出，不恶寒。若太阳病证不罢者，不可下，下之为逆，如此可小发汗。设面色缘缘正赤者，阳气怫郁在表，当解之熏之。若发汗不彻，不足言，阳气怫郁不得越，当汗不汗，其人烦躁，不知痛处，乍在腹中，乍在四肢，按之不可得，其人短气，但坐以汗出不彻故也，更发汗则愈。何以知汗出不彻，以脉涩故知也。

【语译】 见太阳病中篇。

未持脉时，病人叉手自冒心，师因教试令咳，而不即咳者，此必两耳聋无闻也。所以然者，以重发汗虚故如此。

【语译】 见太阳病中篇。

发汗后，饮水多必喘，以水灌之亦喘。

【语译】 见太阳病中篇。

发汗后，水药不得入口为逆。若更发汗，必吐下不止。

【语译】 见太阳病中篇。

阳明病，本自汗出，医更重发汗，病已差，尚微烦不了了者，必大便鞭故也。以亡津液，胃中干燥，故令大便鞭。当问小便日几行，若本小便日三四行，今日再行，故知大便不久出。今为小便数少，以津液当还入胃中，故知不久必大便也。

【语译】 见阳明病篇。

发汗多，若重发汗者，亡其阳，谵语。脉短者死，脉自和者不死。

【语译】 见阳明病篇。

伤寒发汗已，身目为黄，所以然者，以寒湿—作温。在里不解故也。以为不可下也，于寒湿中求之。

【语译】 见阳明病篇。

病人有寒，复发汗，胃中冷，必吐蛕。

【语译】 见太阳病中篇。

太阳病，发汗，遂漏不止，其人恶风，小便难，四肢微急，难以屈伸者，属桂枝加附子汤。方一。

桂枝三两,去皮　芍药三两　甘草二两,炙　生姜三两,切　大枣十二枚,擘　附子一枚,炮

上六味，以水七升，煮取三升，去滓，温服一升。本云，桂枝汤，今加附子。

【语译】 见太阳病上篇。

太阳病，初服桂枝汤，反烦不解者，先刺风池、风府，却与桂枝汤则愈。方二。

桂枝三两,去皮　芍药三两　生姜三两,切　甘草二两,炙　大枣十二枚,擘

上五味，以水七升，煮取三升，去滓，温服一升。须臾啜热稀粥一升，以助药力。

【语译】 见太阳病上篇。

服桂枝汤，大汗出，脉洪大者，与桂枝汤，如前法。

若形似疟，一日再发者，汗出必解，属桂枝二麻黄一汤。方三。

桂枝一两十七铢　芍药一两六铢　麻黄一十六铢，去节　生姜一两六铢　杏仁十六个，去皮尖　甘草一两二铢，炙　大枣五枚，擘

上七味，以水五升，先煮麻黄一二沸，去上沫，内诸药，煮取二升，去滓，温服一升，日再服。本云，桂枝汤二分，麻黄汤一分，合为二升，分再服，今合为一方。

【语译】 见太阳病上篇。

服桂枝汤，大汗出后，大烦渴不解，脉洪大者，属白虎加人参汤。方四。

知母六两　石膏一斤，碎，绵裹　甘草二两，炙　粳米六合　人参二两

上五味，以水一斗，煮米熟汤成，去滓，温服一升，日三服。

【语译】 见太阳病上篇。

伤寒脉浮，自汗出，小便数，心烦，微恶寒，脚挛急。反与桂枝欲攻其表，此误也。得之便厥，咽中干，烦躁吐逆者，作甘草干姜汤与之，以复其阳；若厥愈足温者，更作芍药甘草汤与之，其脚即伸；若胃气不和，谵语者，少与调胃承气汤；若重发汗，复加烧针者，与四逆汤。五。

甘草干姜汤方

甘草四两，炙　干姜二两

上二味，以水三升，煮取一升五合，去滓，分温再服。

芍药甘草汤方

白芍药_{四两}　甘草_{四两,炙}

上二味,以水三升,煮取一升五合,去滓,分温再服。

调胃承气汤方

大黄_{四两,去皮,清酒洗}　甘草_{二两,炙}　芒硝_{半升}

上三味,以水三升,煮取一升,去滓,内芒硝,更上微火,煮令沸,少少温服之。

四逆汤方

甘草_{二两,炙}　干姜_{一两半}　附子_{一枚,生用,去皮,破八片}

上三味,以水三升,煮取一升二合,去滓,分温再服。强人可大附子一枚,干姜三两。

【语译】　见太阳病上篇。

太阳病,脉浮紧,无汗发热,身疼痛,八九日不解,表证仍在,此当复发汗。服汤已微除,其人发烦目瞑,剧者必衄,衄乃解。所以然者,阳气重故也,宜麻黄汤。方六。

麻黄_{三两,去节}　桂枝_{二两,去皮}　甘草_{一两,炙}　杏仁_{七十个,去皮尖}

上四味,以水九升,先煮麻黄减二升,去上沫,内诸药,煮取二升半,去滓,温服八合,复取微似汗,不须啜粥。

【语译】　见太阳病中篇。

伤寒发汗已解,半日许复烦,脉浮数者,可更发汗,属桂枝汤证。七。用前第二方。

【语译】 见太阳病中篇。

发汗后身疼痛，脉沉迟者，属桂枝加芍药生姜各一两人参三两新加汤。方八。

桂枝三两,去皮　芍药四两　生姜四两　甘草二两,炙　人参三两　大枣十二枚,擘

上六味，以水一斗二升，煮取三升，去滓，温服一升。本云，桂枝汤今加芍药生姜人参。

【语译】 见太阳病中篇。

发汗后，不可更行桂枝汤，汗出而喘，无大热者，可与麻黄杏子甘草石膏汤。方九。

麻黄四两,去节　杏仁五十个,去皮尖　甘草二两,炙　石膏半斤,碎

上四味，以水七升，先煮麻黄，减二升，去上沫，内诸药，煮取二升，去滓，温服一升。本云，黄耳杯。

【语译】 见太阳病中篇。

发汗过多，其人叉手自冒心，心下悸，欲得按者，属桂枝甘草汤。方十。

桂枝二两,去皮　甘草二两,炙

上二味，以水三升，煮取一升，去滓，顿服。

【语译】 见太阳病中篇。

发汗后，其人脐下悸者，欲作奔豚，属茯苓桂枝甘草大枣汤。方十一。

茯苓半斤　桂枝四两,去皮　甘草二两,炙　大枣十五枚,擘

上四味，以甘澜水一斗，先煮茯苓减二升，内诸药，

煮取三升,去滓,温服一升,日三服。

作甘澜水法,取水二斗,置大盆内,以杓扬之,水上有珠子五六千颗相逐,取用之。

【语译】 见太阳病中篇。

发汗后,腹胀满者,属厚朴生姜半夏甘草人参汤。方十二。

厚朴_{半斤,炙} 生姜_{半斤} 半夏_{半升,洗} 甘草_{二两,炙} 人参_{一两}

上五味,以水一斗,煮取三升,去滓,温服一升,日三服。

【语译】 见太阳病中篇。

发汗病不解,反恶寒者,虚故也,属芍药甘草附子汤。方十三。

芍药_{三两} 甘草_{三两} 附子_{一枚,炮,去皮,破六片}

上三味,以水三升,煮取一升二合,去滓,分温三服。疑非仲景方。

【语译】 见太阳病中篇。

发汗后,恶寒者,虚故也;不恶寒,但热者,实也,当和胃气,属调胃承气汤证。十四。用前第五方,一法用小承气汤。

【语译】 见太阳病中篇。

太阳病,发汗后,大汗出,胃中干,烦躁不得眠,欲得饮水者,少少与饮之,令胃气和则愈。若脉浮,小便不利,微热消渴者,属五苓散。方十五。

猪苓_{十八铢,去皮} 泽泻_{一两六铢} 白术_{十八铢} 茯苓_{十八铢}

桂枝半两,去皮

上五味,捣为散,以白饮和服方寸匕,日三服,多饮暖水,汗出愈。

【语译】 见太阳病中篇。

发汗已,脉浮数,烦渴者,属五苓散证。十六。用前第十五方。

【语译】 见太阳病中篇。

伤寒汗出而渴者,宜五苓散;不渴者,属茯苓甘草汤。方十七。

茯苓二两　桂枝二两　甘草一两,炙　生姜一两

上四味,以水四升,煮取二升,去滓,分温三服。

【语译】 见太阳病中篇。

太阳病发汗,汗出不解,其人仍发热,心下悸,头眩,身瞤动,振振欲擗一作僻。地者,属真武汤。方十八。

茯苓三两　芍药三两　生姜三两,切　附子一枚,炮,去皮,破八片　白术二两

上五味,以水八升,煮取三升,去滓,温服七合,日三服。

【语译】 见太阳病中篇。

伤寒汗出解之后,胃中不和,心下痞鞕,干噫食臭,胁下有水气,腹中雷鸣下利者,属生姜泻心汤。方十九。

生姜四两　甘草三两,炙　人参三两　干姜一两　黄芩三两　半夏半升,洗　黄连一两　大枣十二枚,擘

上八味,以水一斗,煮取六升,去滓,再煎取三升,

温服一升，日三服。生姜泻心汤，本云，理中人参黄芩汤去桂枝，术，加黄连，并泻肝法。

【语译】 见太阳病下篇。

伤寒发热，汗出不解，心中痞鞕，呕吐而下利者，属大柴胡汤。方二十。

柴胡半斤　枳实四枚，炙　生姜五两　黄芩三两　芍药三两　半夏半升，洗　大枣十二枚，擘

上七味，以水一斗二升，煮取六升，去滓，再煎取三升，温服一升，日三服。一方加大黄二两，若不加，恐不名大柴胡汤。

【语译】 见太阳病下篇。

阳明病，自汗出，若发汗，小便自利者，此为津液内竭，虽鞕不可攻之。须自欲大便，宜蜜煎导而通之。若土瓜根及大猪胆汁，皆可为导。二十一。

蜜煎方

食蜜七合

上一味，于铜器内，微火煎，当须凝如饴状，搅之勿令焦著，欲可丸，并手捻作挺，令头锐，大如指许，长二寸。当热时急作，冷则硬，以内谷道中，以手急抱，欲大便时，乃去之。疑非仲景意，已试甚良。

又大猪胆一枚，泻汁，和少许法醋，以灌谷道内，如一食顷，当大便出宿食恶物，甚效。

【语译】 见阳明病篇。

太阳病三日，发汗不解，蒸蒸发热者，属胃也，属调

胃承气汤证。二十二。<small>用前第五方。</small>

【语译】 见阳明病篇。

大汗出，热不去，内拘急，四肢疼，又下利厥逆而恶寒者，属四逆汤证。二十三。<small>用前第五方。</small>

【语译】 见厥阴病篇。

发汗后不解，腹满痛者，急下之，宜大承气汤。方二十四。

大黄<small>四两，酒洗</small>　厚朴<small>半斤，炙</small>　枳实<small>五枚，炙</small>　芒硝<small>三合</small>

上四味，以水一斗，先煎二物，取五升，内大黄，更煮取二升，去滓，内芒硝，更一二沸，分再服。得利者，止后服。

【语译】 见阳明病篇。

发汗多，亡阳谵语者，不可下，与柴胡桂枝汤，和其荣卫，以通津液，后自愈。方二十五。

柴胡<small>四两</small>　桂枝<small>一两半，去皮</small>　黄芩<small>一两半</small>　芍药<small>一两半</small>　生姜<small>一两半</small>　大枣<small>六个，擘</small>　人参<small>一两半</small>　半夏<small>二合半，洗</small>　甘草<small>一两，炙</small>

上九味，以水六升，煮取三升，去滓，温服一升，日三服。

【语译】 发汗过多，损伤阳气而出现谵语的，不可用攻下法治疗，可给柴胡桂枝汤，调和病人的荣卫，以通畅津液，然后病可以自然痊愈。

辨不可吐第十八<small>合四证。</small>

【提要】 本篇概括地指出了不可吐之证：太阳病表证不可

236

用吐法；少阴病里证不可用吐法；阴寒内盛和正虚之人均不可用吐法。归纳言之，凡属表证、里证、虚证、寒证皆禁用吐法，如妄用之，必败胃气。

太阳病，当恶寒发热，今自汗出，反不恶寒发热，关上脉细数者，以医吐之过也。若得病一二日吐之者，腹中饥，口不能食；三四日吐之者，不喜糜粥，欲食冷食，朝食暮吐。以医吐之所致也，此为小逆。

【语译】 见太阳病中篇。

太阳病，吐之，但太阳病当恶寒，今反不恶寒，不欲近衣者，此为吐之内烦也。

【语译】 见太阳病中篇。

少阴病，饮食入口则吐，心中温温欲吐，复不能吐，始得之，手足寒，脉弦迟者、此胸中实，不可下也。若膈上有寒饮，干呕者，不可吐也，当温之。

【语译】 见少阴病篇。

诸四逆厥者，不可吐也，虚家亦然。

【语译】 参见厥阴病篇。

辨可吐第十九合二法，五证。

【提要】 本篇首言"春宜吐"之法，以应天时升发之机。继而论可吐之证情：胸膈有痰浊，宿食在上脘、病有正气驱邪并寓上越之机者，皆当因势利导而吐之。

大法，春宜吐。

【语译】 治疗的基本法则，在春季宜用吐法。

凡用吐汤，中病便止，不必尽剂也。

【语译】 凡使用催吐法，服汤药达到涌吐效果就应当停药，不必服完全剂。

病如桂枝证，头不痛，项不强，寸脉微浮，胸中痞鞕，气上撞咽喉不得息者，此为有寒，当吐之。一云，此以内有久痰，宜吐之。

【语译】 见太阳病下篇。

病胸上诸实一作寒。胸中郁郁而痛，不能食，欲使人按之，而反有涎唾，下利日十余行，其脉反迟，寸口脉微滑，此可吐之。吐之，利则止。

【语译】 患胸上实邪阻塞证，胸中郁闷作痛，不能饮食，并想叫人按抚胸部，反而有痰涎唾沫，一天下利十多次，病人的脉反见迟象，寸口脉微滑，这可以用吐法治疗。涌吐以后，下利就会停止。

少阴病，饮食入口则吐，心中温温欲吐复不能吐者，宜吐之。

【语译】 见少阴病篇。

宿食在上管[1]者，当吐之。

注[1]上管：即上脘，指胃口以上。

【语译】 食物停滞在胃上脘的，当用涌吐法治疗。

病手足逆冷，脉乍结，以客气在胸中，心下满而烦，欲食不能食者，病在胸中，当吐之。

【语译】 见厥阴病篇。

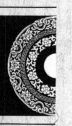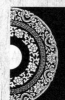

伤寒论

汉　张仲景述　晋　王叔和撰次

　　　　　　　　　宋　林　亿校正

　　　　　　　　　明　赵开美校刻

　　　　　　　　　　　沈　琳同校

辨不可下病脉证并治第二十

辨可下病脉证并治第二十一

辨不可下病脉证并治第二十 合四法，方六首。

【提要】　本篇重集了六经病篇中"不可下"之证：即太阳表证不可下；阳明见心下硬满者、面合色赤者、呕多者亦不可下；虚寒之厥证不可下；脏结证不可下；太阴病脉弱不可下；寒热错杂的厥阴病不可下；少阴病阴虚阳虚均不可下。本篇在此基础上又补述了脏虚而有动气的不可下之证。概而言之，非阳明实热燥结证，均在不可下之列。

阳明病，潮热，大便微鞕，与大承气汤，若不大便六七日，恐有燥屎，与小承气汤和之。第一。大承气四味，小承气三味。前有四十病证。

伤寒，中风，反下之，心下痞，医复下之，痞益甚，属甘草泻心汤。第二。六味。

下利脉大者，虚也，以强下之也，设脉浮革，肠鸣者，属当

239

归四逆汤。第三。七味,下有阳明病二证。

阳明病,汗自出,若发汗,小便利,津液内竭,虽鞕,不可攻,须自大便,宜蜜煎,若土瓜根,猪胆汁导之。第四。蜜煎一味,猪胆汁二味。

脉濡而弱,弱反在关,濡反在巅,微反在上,涩反在下。微则阳气不足,涩则无血,阳气反微,中风汗出,而反躁烦;涩则无血,厥而且寒。阳微则不可下,下之则心下痞鞕。

【语译】 脉濡而弱,弱只在关部沉取而得,濡只在关部浮取而得,微脉只见于寸部,涩脉只见于尺部。寸脉微是阳气不足,尺脉涩是阴虚血不足,阳气微,就会中风汗出,而且会烦躁,尺脉涩是阴血不足,就会四肢发凉而且怕冷。阳气衰就不可攻下,攻下就会引起心下痞硬。

动气在右,不可下,下之则津液内竭,咽燥鼻干,头眩心悸也。

【语译】 动气在脐右,不可以攻下,误下就会使体内津液耗竭,咽喉和鼻腔干燥,头目眩晕和心中悸动。

动气在左,不可下,下之则腹内拘急,食不下,动气更剧,虽有身热,卧则欲蜷。

【语译】 动气在脐左,不可以攻下。误下就会出现腹部拘紧挛急,饮食不下,动气更加厉害,虽然身体有发热,卧床就喜欢蜷缩地躺着。

动气在上,不可下,下之则掌握[1]热烦,身上浮冷[2],热汗自泄,欲得水自灌。

注[1]掌握:指掌心。“握”指中央。

[2]浮冷：体表发凉。

【语译】 动气在脐上，不可以攻下。攻下就会掌心烦热，身体外表发凉，热汗自行排出，同时想要用水浇淋。

动气在下，不可下，下之则腹胀满，卒起头眩，食则下清谷，心下痞也。

【语译】 动气在脐下，不可以攻下，攻下就会引起腹部胀满，突然起立而会头目眩晕，进食就会出现泻利不消化的食物，并感到心下痞闷。

咽中闭塞，不可下，下之则上轻下重，水浆不下，卧则欲蜷，身急痛，下利日数十行。

【语译】 咽喉疼痛而堵塞，不可以攻下，攻下就会引起头轻脚重，汤水不能咽下，卧床喜欢蜷身，身体拘急疼痛，腹泻一日十多次。

诸外实者，不可下，下之则发微热，亡脉厥者，当齐握热[1]。

注[1]当齐握热　脐处发热。

【语译】 有各种邪气在表的，不可以攻下，攻下就会出现微热，摸不到脉而手足发冷的，正当肚脐处发热。

诸虚者，不可下，下之则大渴，求水者易愈，恶水者剧。

【语译】 各种虚证，不可以攻下，攻下就会引起严重的口渴，希望饮水的容易治愈，厌恶喝水的病重。

脉濡而弱，弱反在关，濡反在巅，弦反在上，微反在下。弦为阳运，微为阴寒，上实下虚，意欲得温。微弦为虚、虚者不可下也。微则为咳，咳则吐涎，下之则咳

止，而利因不休，利不休，则胸中如虫啮，粥入则出，小
便不利，两胁拘急，喘息为难，颈背相引，臂则不仁，极
寒反汗出，身冷若冰，眼睛不慧，语言不休，而谷气多
入，此为除中，亦云消中。口虽欲言，舌不得前。

【语译】　脉濡而弱，弱脉只在关部沉取而得，濡脉只在关
部浮取而得，弦脉只见于寸部，微脉只见于尺部。弦主阳气上
浮，微主阴寒下盛，这是上实下虚证，病人就特别喜欢温暖。微
弦脉主正气虚，正气虚就不可以用攻下法。脉微就会出现咳
嗽，咳嗽时口吐涎沫，攻下后咳嗽停止，但引起的泻利却无休
止，泻利不止，就会引起胸部有如虫咬那样的疼痛，进食稀粥也
随即吐出来，小便不利，两胁部拘紧挛急，气喘呼吸困难，颈部
后背部互相牵引，臂部就会感觉麻木，虚寒极甚时反而会出汗，
身冷如冰，眼睛视物不清楚，言语不休止，但饮食量很多，这是
除中的现象，嘴虽想说话，但舌头不灵活。

脉濡而弱，弱反在关，濡反在巅，浮反在上，数反在
下。浮为阳虚，数为无血。浮为虚，数生热。浮为虚，
自汗出而恶寒；数为痛，振而寒栗。微弱在关，胸下为
急，喘汗而不得呼吸，呼吸之中，痛在于胁，振寒相搏，
形如疟状。医反下之，故令脉数发热，狂走见鬼，心下
为痞，小便淋漓，少腹甚鞕，小便则尿血也。

【语译】　脉濡而弱，弱脉只在关部沉取而得，濡脉只在关
部浮取而得，浮脉只见于寸部，数脉只见于尺部。寸脉浮主阳
气虚弱，尺脉数主阴血不足。浮主虚，数主血少生热。浮主虚
证，应当自汗出而怕冷；数主疼痛，身体振战而寒栗。微弱脉见
于关部，胸部以下就会感到窘急，气喘汗出而呼吸困难，呼吸的
时候，疼痛出现在胁部，振战而寒冷不断发作，病状好像疟疾。

医生反而用攻下法治疗，所以会引起脉数和发热，发狂奔走如同见鬼，心下痞硬，小便淋漓，小腹部很硬，小便就会尿血。

　　脉濡而紧，濡则卫气微，紧则荣中寒，阳微卫中风，发热而恶寒，荣紧胃气冷，微呕心内烦。医谓有大热，解肌而发汗，亡阳虚烦躁，心下苦痞坚，表里俱虚竭，卒起而头眩，客热在皮肤，怅怏[1]不得眠。不知胃气冷，紧寒在关元，技巧无所施，汲水灌其身。客热应时罢，栗栗而振寒，重被而复之，汗出而冒巅，体惕而又振，小便为微难。寒气因水发，清谷不容间〔通间。〕，呕变[2]反肠出，颠倒不得安，手足为微逆，身冷而内烦，迟欲从后救，安可复追还。

　　注[1]怅怏：不高兴的样子。

　　[2]呕变：呕吐而有异味。

　　【语译】　脉濡而紧，濡是卫气衰微，紧是荣血有寒，阳气衰微而卫气受风，就会发热而怕冷，荣血受寒而胃中虚冷，就会微见呕吐而心烦。医生误为表有大热，用解肌法以发汗，以致损伤阳气而烦躁不安，心下感到痞塞坚硬，表里之气皆衰竭，突然起立就会头目眩晕，邪热留在皮肤，心中郁闷而不能睡眠。医生不知胃中虚冷，寒气凝敛在关元，论治无法，反汲冷水浇洗病人的身体，外邪发热应当及时停止，但却发抖而且振振发冷，用厚被覆盖病人，出汗而头目眩晕，筋惕而振颤，小便稍有不畅。阴寒邪气因为用水浇洗而发作，所以泻利清谷不止，呕吐出的东西有异味而脱肛，反复颠倒而不能安宁，手足微有发冷，周身寒冷而心里烦躁，如果不及时进行救治，怎么还能够补救回来呢！

　　脉浮而大，浮为气实，大为血虚。血虚为无阴，孤阳独下阴部者，小便当赤而难，胞中[1]当虚，今反小便利，而大汗出，法应卫家当微，今反更实，津液四射，荣竭血尽，干烦而不眠，血薄肉消，而成暴—云，黑。液[2]。医复以毒药攻其胃，此为重虚，客阳去有期，必下如汗[通污。]泥而死。

注[1]胞中：指膀胱。

[2]暴液："暴"同"曝"。暴液是火热煎熬津液。

【语译】 脉浮而大，浮而有力是气实，大而中空是血虚。血虚就是损阴，孤阳独乘下焦阴分的，小便就应当短赤而涩滞，膀胱也应当虚，现在反见小便通利而大汗出，按理应是卫气虚微，现在反而邪气实，津液大量外泄，荣阴涸竭津液消耗已尽，口干心烦而不能安宁，血液稀少而肌肉消瘦，就形成津液被灼干燥的病证。医生又用峻下药攻泻肠胃，这是虚上加虚，使虚浮的阳气更容易外脱，必会引起泻下如污泥而死去。

脉浮而紧，浮则为风，紧则为寒，风则伤卫，寒则伤荣，荣卫俱病，骨节烦疼，当发其汗，而不可下也。

【语译】 见辨脉法。

趺阳脉迟而缓，胃气如经也。趺阳脉浮而数，浮则伤胃，数则动脾，此非本病，医特下之所为也。荣卫内陷，其数先微，脉反但浮，其人必大便鞕，气噫而除。何以言之，本以数脉动脾，其数先微，故知脾气不治，大便鞕，气噫而除。今脉反浮，其数改微，邪气独留，心中则饥，邪热不杀谷，潮热发渴，数脉当迟缓，脉因前后度数如法，病者则饥。数脉不时，则生恶疮也。

【语译】 见辨脉法。

脉数者,久数不止。止则邪结,正气不能复,正气却结于藏,故邪气浮之,与皮毛相得。脉数者不可下,下之必烦,利不止。

【语译】 脉数,久数不能停止。如见歇止是邪热结滞,正气就不能恢复,闭结于脏腑,邪气外浮在肌表,留于皮毛。所以脉数不可攻下,误攻下引起心烦,下利不止。

少阴病,脉微,不可发汗,亡阳故也。阳已虚,尺中弱涩者,复不可下之。

【语译】 见少阴病篇。

脉浮大,应发汗,医反下之,此为大逆也。

【语译】 脉浮而大,应当发汗,医生反而用攻下法治疗,这是很大的错误。

脉浮而大,心下反鞕,有热属藏者,攻之,不令发汗,属府者,不令溲数,溲数则大便鞕,汗多则热愈,汗少则便难,脉迟尚未可攻。

【语译】 见辨脉法。

二阳并病,太阳初得病时,而发其汗,汗先出不彻,因转属阳明,续自微汗出,不恶寒。若太阳证不罢者,不可下,下之为逆。

【语译】 见太阳病中篇。

结胸证,脉浮大者,不可下,下之即死。

【语译】见太阳病下篇。

太阳与阳明合病,喘而胸满者,不可下。

【语译】见太阳病中篇。

太阳与少阳合病者，心下鞕，颈项强而眩者，不可下。

【语译】 见太阳病下篇。

诸四逆厥者，不可下之，虚家亦然。

【语译】 见厥阴病篇。

病欲吐者，不可下。

【语译】 病人想要呕吐的，不可用攻下法治疗。

太阳病，有外证未解，不可下，下之为逆。

【语译】 见太阳病中篇。

病发于阳，而反下之，热入因作结胸；病发于阴，而反下之，因作痞。

【语译】 见太阳病下篇。

病脉浮而紧，而复下之，紧反入里，则作痞。

【语译】 见太阳病下篇。

夫病阳多者热，下之则鞕。

【语译】 阳气太盛的病人就要发热，用攻下法治疗以后就会出现大便结硬。

本虚，攻其热必哕。

【语译】 见阳明病篇。

无阳阴强，大便鞕者，下之必清谷腹满。

【语译】 阳虚阴盛，大便结硬的，攻下以后必然出现泻下并有不消化食物和腹部胀满。

太阴之为病，腹满而吐，食不下，自利益甚，时腹自痛，下之必胸下结鞕。

【语译】 见太阴病篇。

厥阴之为病，消渴，气上撞心，心中疼热，饥而不欲食，食则吐蚘。下之利不止。

【语译】 见厥阴病篇。

少阴病，饮食入口则吐，心中温温，欲吐复不能吐，始得之，手足寒，脉弦迟者，此胸中实，不可下也。

【语译】 见少阴病篇。

伤寒五六日，不结胸，腹濡，脉虚，复厥者，不可下。此亡血，下之死。

【语译】 见厥阴病篇。

伤寒发热头痛，微汗出，发汗则不识人；熏之则喘，不得小便，心腹满；下之则短气，小便难，头痛背强；加温针则衄。

【语译】 伤寒病发热头痛，微有汗出，误发汗就神志不清；用火熏就气喘，不得小便，心腹胀满；用攻下就气息短促，小便困难，头痛背部拘紧；用温针就引起鼻衄。

伤寒脉阴阳俱紧，恶寒发热，则脉欲厥。厥者，脉初来大，渐渐小，更来渐大，是其候也。如此者恶寒，甚者翕翕汗出，喉中痛；若热多者，目赤脉多，睛不慧。医复发之，咽中则伤；若复下之，则两目闭，寒多便清谷，热多便脓血；若熏之，则身发黄；若熨之，则咽燥。若小便利者，可救之；若小便难者，为危殆。

【语译】 伤寒脉阴阳皆紧，怕冷发热，有的将要出现厥脉。

所谓厥脉，是脉初来大，然后逐渐变小，再来又逐渐增大，这是厥脉的特征。这种情况的怕冷，重的有轻微汗出，咽喉疼痛；如果发热多，两目发红而脉络多，眼睛视物不清。医生再去发汗，咽喉就会溃烂疼痛；如果再攻下，两目就不能睁开，寒多就下利清谷不化，热多就大便下脓血；如果用火熏法治疗，就会周身发黄；如果用火熨法治疗，咽喉就会干燥，如果小便通利，就可救，如果小便困难，就是危证。

伤寒发热，口中勃勃[1]气出，头痛目黄，衄不可制，贪水者，必呕，恶水者厥。若下之咽中生疮，假令手足温者，必下重便脓血。头痛目黄者，若下之，则目闭。贪水者，若下之，其脉必厥，其声嚘[2]，咽喉塞；若发汗，则战栗，阴阳俱虚。恶水者，若下之，则里冷不嗜食，大便完谷出；若发汗，则口中伤，舌上白胎，烦躁。脉数实，不大便六七日，后必便血；若发汗，则小便自利也。

注[1]勃勃：出气盛的样子。

[2]声嚘：声音很小的意思。

【语译】　伤寒发热，口喷热气很盛，头痛而两目发黄，鼻衄不能制止，喜欢喝水的，一定会呕吐，恶水的就要手足发凉。如果攻下，咽喉中会生疮，假使病人手足温暖，一定会大便下重而带脓血。头痛目黄的，如果攻下，会使两目难以睁开。喜欢喝水的，如果攻下，必然出现厥脉，发音变小，咽喉被堵塞；如果发汗，就要寒战而心里发冷，这是阴阳皆虚。恶水的，如果攻下，会使中焦寒冷而不能进食，大便完谷不化；如果发汗，会引起口中溃烂，舌上出现白苔，烦躁不安。脉数实，有六七天不大便的，以后一定会便脓血；如发汗，就会小便自利。

得病二三日，脉弱，无太阳柴胡证，烦躁心下痞。

至四日，虽能食，以承气汤，少少与微和之，令小安，至六日与承气汤一升。若不大便六七日，小便少，虽不大便，但头鞭，后必溏，未定成鞭，攻之必溏；须小便利，屎定鞭，乃可攻之。

【语译】 见阳明病篇。

藏结无阳证，不往来寒热，其人反静，舌上胎滑者，不可攻也。

【语译】 见太阳病下篇。

伤寒呕多，虽有阳明证，不可攻之。

【语译】 见阳明病篇。

阳明病，潮热，大便微鞭者，可与大承气汤；不鞭者，不可与之。若不大便六七日，恐有燥屎，欲知之法，少与小承气汤，汤入腹中，转失气者，此有燥屎也，乃可攻之。若不转失气者，此但初头鞭后必溏，不可攻之，攻之必胀满不能食也，欲饮水者，与水则哕。其后发热者，大便必复鞭而少也，宜小承气汤和之。不转失气者，慎不可攻也。大承气汤。方一。

大黄四两　厚朴八两,炙。　枳实五枚,炙。　芒硝三合

上四味，以水一斗，先煮二味，取五升，下大黄，煮取二升，去滓，下芒硝，再煮一二沸，分二服，利则止后服。

小承气汤方

大黄四两,酒洗　厚朴二两,炙,去皮　枳实三枚,炙

上三味，以水四升，煮取一升二合，去滓，分温

再服。

【语译】 见阳明病篇。

伤寒中风，医反下之，其人下利日数十行，谷不化，腹中雷鸣，心下痞鞕而满，干呕，心烦不得安。医见心下痞，谓病不尽，复下之，其痞益甚。此非结热，但以胃中虚，客气上逆，故使鞕也，属甘草泻心汤。方二。

甘草四两，炙　黄芩三两　干姜三两　大枣十二枚，擘　半夏半升，洗　黄连一两

上六味，以水一斗，煮取六升，去滓，再煎，取三升，温服一升，日三服。有人参，见第四卷中。

【语译】 见太阳病下篇。

下利脉大者，虚也，以强下之故也。设脉浮革，因尔肠鸣者，属当归四逆汤。方三。

当归三两　桂枝三两，去皮　细辛三两　甘草二两，炙　通草二两　芍药三两　大枣二十五枚，擘

上七味，以水八升，煮取三升，去滓，温服一升，半日三服。

【语译】 泻利而脉大的，是虚证，因为强行攻下的缘故。如果脉浮革，因而肠鸣的，可选用当归四逆汤。

阳明病，身合色赤，不可攻之，必发热色黄者，小便不利也。

【语译】 见阳明病篇。

阳明病，心下鞕满者，不可攻之。攻之，利遂不止者，死，利止者愈。

【语译】 见阳明病篇。

阳明病,自汗出,若发汗,小便自利者,此为津液内竭,虽鞕不可攻之。须自欲大便,宜蜜煎导而通之,若土瓜根,及猪胆汁,皆可为导。方四。

食蜜七合

右一味,于铜器内,微火煎,当须凝如饴状,搅之勿令焦著,欲可丸,并手捻作挺,令头锐,大如指,长二寸许。当热时急作,冷则鞕,以内谷道中。以手急抱,欲大便时,乃去之。疑非仲景意,已试甚良。又大猪胆一枚,泻汁,和少许法醋,以灌谷道内。如一食顷,当大便出宿食恶物,甚效。

【语译】 见阳明病篇。

辨可下病脉证并治第二十一合四十四法,方一十一首。

【提要】 本篇首揭"秋宜下"之大法,继则重集了六经病篇中诸可下之方证:计有少阳气郁兼里热的大柴胡汤证;阳明腑实燥热初起的调胃承气汤证;阳明腑实痞满之小承气汤证;阳明燥屎已成的大承气汤证;阳明病之急下三证;热结膀胱的桃核承气汤证;瘀热在里的抵当汤(丸)证;水停胸胁的十枣汤证;水热互结的大陷胸汤证等。归纳起来不外有形之实邪内停,或宿食燥屎,或血蓄于里,或水饮内结三个方面。尤其对大承气汤证的脉法论述较详,对大柴胡汤证亦有补充发挥之处,皆可与六经病篇对照互补。又由于湿热发黄之茵陈蒿汤证其病机为"瘀热在里",故亦集入本篇论及。

阳明病,汗多者,急下之,宜大柴胡汤。第一。加大黄八味。一法用小承气汤。前别有二法。

少阴病，得之二三日。口燥咽干者，急下之，宜大承气汤。第二。四味。

少阴病，六七日腹满不大便者，急下之，宜大承气汤。第三。用前第二方。

少阴病，下利清水，心下痛，口干者，可下之，宜大柴胡、大承气汤。第四。大柴胡汤用前第一方，大承气汤用前第二方。

下利，三部脉平，心下鞕者，急下之，宜大承气汤。第五。用前第二方。

下利，脉迟滑者，内实也。利未止，当下之，宜大承气汤。第六。用前第二方。

阳明少阳合病，下利，脉不负者，顺也。脉滑数者，有宿食，当下之，宜大承气汤。第七。用前第二方。

寸脉浮大反涩，尺中微而涩，故知有宿食。当下之，宜大承气汤。第八。用前第二方。

下利，不欲食者，以有宿食，当下之，宜大承气汤。第九。用前第二方。

下利差，至其年月日时复发者，以病不尽，当下之，宜大承气。第十。用前第二方。

病腹中满痛，此为实，当下之，宜大承气、大柴胡汤。第十一。大承气汤用前第二方。大柴胡用前第一方。

下利，脉反滑，当有所去，下乃愈，宜大承气汤。第十二。用前第二方。

腹满不减，减不足言，当下之，宜大柴胡、大承气汤。第十三。大柴胡用前第一方。大承气用前第二方。

伤寒后，脉沉。沉者，内实也，下之解，宜大柴胡汤。第十四。用前第一方。

伤寒六七日，目中不了了，睛不和，无表里证。大便难，身微热者，实也，急下之。宜大承气、大柴胡汤。第十五。大柴胡用前第一方，大承气用前第二方。

太阳病未解,脉阴阳俱停,先振栗汗出而解。阴脉微者,下之解,宜大柴胡汤。第十六。用前第一方。一法,用调胃承气汤。

脉双弦而迟者,心下鞕,脉大而紧者,阳中有阴也,可下之,宜大承气汤。第十七。用前第二方。

结胸者,项亦强,如柔痓状,下之和。第十八。结胸门用大陷胸丸。

病人无表里证,发热七八日,虽脉浮数者,可下之,宜大柴胡汤。第十九。用前第一方。

太阳病,表证仍在,脉微而沉,不结胸,发狂,少腹满,小便利,下血愈,宜下之,以抵当汤。第二十。四味。

太阳病,身黄脉沉结,少腹鞕,小便自利,其人如狂,血证谛,属抵当汤证。第二十一。用前第二十方。

伤寒有热,少腹满,应小便不利,今反利,为有血。当下之,宜抵当丸。第二十二。四味。

阳明病,但头汗出,小便不利,身必发黄。宜下之,茵陈蒿汤。第二十三。三味。

阳明证,其人喜忘,必有蓄血,大便色黑,宜抵当汤下之,第二十四。用前第二十方。

汗出谵语,以有燥屎,过经可下之,宜大柴胡、大承气汤。第二十五。大柴胡用前第一方、大承气用前第二方。

病人烦热,汗出,如疟状,日晡发热,脉实者,可下之,宜大柴胡、大承气汤。第二十六。大柴胡用前第一方、大承气用前第二方。

阳明病,谵语,潮热,不能食,胃中有燥屎。若能食,但鞕耳,属大承气汤证。第二十七。用前第二方。

下利谵语者,有燥屎也,属小承气汤。第二十八。三味。

得病二三日,脉弱,无太阳柴胡证,烦躁,心下痞。小便利,屎定鞕,宜大承气汤。第二十九。用前第二方,一云大柴胡汤。

太阳中风,下利呕逆,表解,乃可攻之。属十枣汤。第三十。二味。

太阳病不解，热结膀胱，其人如狂，宜桃核承气汤。第三十一。五味。

伤寒七八日，身黄如橘子色，小便不利，腹微满者，属茵陈蒿汤证。第三十二。用前第二十三方。

伤寒发热，汗出不解，心中痞鞕，呕吐下利者，属大柴胡汤证。第三十三。用前第一方。

伤寒十余日，热结在里，往来寒热者，属大柴胡汤证。第三十四。用前第一方。

但结胸，无大热，水结在胸胁也，头微汗出者，属大陷胸汤。第三十五。三味。

伤寒六七日，结胸热实，脉沉紧，心下痛者，属大陷胸汤证。第三十六。用前第三十五方。

阳明病，多汗，津液外出，胃中燥，大便必鞕，谵语，属小承气汤证。第三十七。用前第二十八方。

阳明病不吐不下，心烦者，属调胃承气汤。第三十八。三味。

阳明病脉迟，虽汗出不恶寒，身必重，腹满而喘，有潮热，大便鞕，大承气汤主之；若汗出多，微发热恶寒，桂枝汤主之。热不潮，腹大满不通，与小承气汤。三十九。大承气汤用前第二方，小承气汤用前第二十八方，桂枝汤五味。

阳明病，潮热，大便微鞕，与大承气汤。若不大便六七日，恐有燥屎，与小承气汤。若不转气，不可攻之。后发热，大便复鞕者，宜以小承气和之。第四十。并用前方。

阳明病，谵语，潮热，脉滑疾者，属小承气汤证。第四十一。用前第二十八方。

二阳并病，太阳证罢，但发潮热，汗出，大便难，谵语者，下之愈，宜大承气汤。第四十二。用前第二方。

病人小便不利，大便乍难乍易，微热喘冒者，属大承气汤证。第四十三。用前第二方。

大下，六七日不大便，烦不解，腹满痛者，属大承气汤证。

第四十四。用前第二方。

大法，秋宜下。

【语译】 治疗的基本法则，在秋季宜用攻下法。

凡可下者，用汤胜丸散，中病便止，不必尽剂也。

【语译】 凡要攻下，用汤剂要胜过丸剂和散剂，服药后大便通畅就应停服，不必服完全剂。

阳明病，发热，汗多者，急下之，宜大柴胡汤。方一。一法用小承气汤。

柴胡八两　枳实四枚,炙　生姜五两　黄芩三两　芍药三两　大枣十二枚,擘　半夏半升,洗

上七味，以水一斗二升，煮取六升，去滓，更煎取三升，温服一升，日三服。一方云，加大黄二两，若不加，恐不成大柴胡汤。

【语译】 参见阳明病篇和太阳病中篇。

少阴病，得之二三日，口燥咽干者，急下之，宜大承气汤。方二。

大黄四两,酒洗　厚朴半斤,炙,去皮　枳实五枚,炙　芒硝三合

上四味，以水一斗，先煮二物，取五升，内大黄，更煮取二升，去滓，内芒硝，更上微火一两沸，分温再服。得下余勿服。

【语译】 见少阴病篇。

少阴病，六七日腹满不大便者，急下之，宜大承气汤。三。用前第二方。

【语译】 见少阴病篇。

少阴病，下利清水，色纯青，心下必痛，口干燥者，可下之，宜大柴胡、大承气汤。四。用前第二方。

【语译】　见少阴病篇。

下利，三部脉皆平，按之心下鞕者，急下之，宜大承气汤。五。用前第二方。

【语译】　下利，寸关尺三部脉皆平等有力，按压病人心下部发硬的，要急用攻下法，宜用大承气汤治疗。

下利，脉迟而滑者，内实也，利未欲止，当下之，宜大承气汤。六。用前第二方。

【语译】　下利，脉迟而滑的，是里有实邪，下利还不停止，适合用攻下法，宜用大承气汤。

阳明少阳合病，必下利，其脉不负者，为顺也，负者，失也，互相克贼，名为负也。脉滑而数者，有宿食，当下之，宜大承气汤。七。用前第二方。

【语译】　见阳明病篇。

问曰：人病有宿食，何以别之？师曰：寸口脉浮而大，按之反涩，尺中亦微而涩，故知有宿食。当下之，宜大承气汤。八。用前第二方。

【语译】　问：病人有宿食，怎样来鉴别？答：寸脉浮而大，沉取反而见涩，尺脉也是微而涩，所以知道里有宿食。适合攻下，宜用大承气汤。

下利，不欲食者，以有宿食故也，当下之，宜大承气汤。九。用前第二方。

【语译】　下利，不想进饮食，是因为里有宿食的缘故，适合攻下,宜用大承气汤。

下利差,至其年月日时复发者,以病不尽故也,当下之,宜大承气汤。十。用前第二方。

【语译】 下利已愈,到发病下一年的当月当日当时又复发的,是因为宿疾没有除尽的缘故,适合攻下,宜用大承气汤。

病腹中满痛者,此为实也,当下之,宜大承气、大柴胡汤。十一。用前第一,第二方。

【语译】 病人腹部胀满疼痛,是里有实邪,适合攻下,宜用大承气汤或大柴胡汤。

下利,脉反滑,当有所去,下乃愈,宜大承气汤。十二。用前第二方。

【语译】 下利,反见滑脉,当有积滞要排除,攻下就会好,宜用大承气汤。

腹满不减,减不足言,当下之,宜大柴胡、大承气汤。十三。用前第一第二方。

【语译】 见阳明篇。

伤寒后脉沉,沉者,内实也,下之解,宜大柴胡汤。十四。用前第一方。

【语译】 患伤寒病以后脉沉,脉沉,属里实证,攻下病就会解除,宜用大柴胡汤。

伤寒六七日,目中不了了,睛不和,无表里证,大便难,身微热者,此为实也,急下之,宜大承气、大柴胡汤。十五。用前第一、第二方。

【语译】 见阳明病篇。

太阳病未解，脉阴阳俱停—作微。必先振栗汗出而解。但阴脉微—作尺脉实。者，下之而解，宜大柴胡汤。十六。用前第一方。一法用调胃承气汤。

【语译】 见太阳病中篇。

脉双弦而迟者，必心下鞕；脉大而紧者，阳中有阴也，可下之，宜大承气汤。十七。用前第二方。

【语译】 脉象左右两侧都弦而迟的，必定心下痞硬；脉大而紧的，是阳中有阴的脉象，可以攻下，宜用大承气汤。

结胸者，项亦强，如柔痉状，下之则和。十八。结胸门用大陷胸丸。

【语译】 见太阳病下篇。

病人无表里证，发热七八日，虽脉浮数者，可下之，宜大柴胡汤。十九。用前第一方。

【语译】 见阳明病篇。

太阳病，六七日表证仍在，脉微而沉，反不结胸，其人发狂者，以热在下焦，少腹当鞕满，而小便自利者，下血乃愈。所以然者，以太阳随经，瘀热在里故也，宜下之，以抵当汤。方二十。

水蛭三十枚，熬　桃仁二十枚，去皮尖　虻虫三十枚，去翅足，熬　大黄三两，去皮，破六片

上四味，以水五升，煮取三升，去滓，温服一升。不下者，更服。

【语译】 见太阳病中篇。

太阳病，身黄脉沉结，少腹鞕满，小便不利者，为无血也；小便自利，其人如狂者，血证谛，属抵当汤证。二十一。用前第二十方。

【语译】 见太阳病中篇。

伤寒有热，少腹满，应小便不利，今反利者，为有血也，当下之，宜抵当丸。方二十二。

大黄三两　桃仁二十五个，去皮尖　虻虫去翅足，熬　水蛭各二十个，熬

上四味，捣筛，为四丸，以水一升，煮一丸，取七合，服之。晬时当下血，若不下者，更服。

【语译】 见太阳病中篇。

阳明病，发热汗出者，此为热越，不能发黄也；但头汗出，身无汗，剂颈而还，小便不利，渴引水浆者，以瘀热在里，身必发黄，宜下之，以茵陈蒿汤。方二十三。

茵陈蒿六两　栀子十四个，擘　大黄二两，破

上三味，以水一斗二升，先煮茵陈，减六升，内二味，煮取三升，去滓，分温三服。小便当利，尿如皂荚汁状，色正赤，一宿腹减，黄从小便去也。

【语译】 见阳明病篇。

阳明证，其人喜忘者，必有畜血。所以然者，本有久瘀血，故令喜忘。屎虽鞕，大便反易，其色必黑，宜抵当汤下之。二十四。用前第二十方。

【语译】 见阳明病篇。

汗一作卧。出谵语者，以有燥屎在胃中，此为风也。

须下者，过经乃可下之。下之若早者，语言必乱，以表虚里实故也。下之愈，宜大柴胡、大承气汤。二十五。

用前第一第二方。

【语译】 见阳明病篇。

病人烦热，汗出则解，又如疟状，日晡所发潮热者，属阳明也。脉实者，可下之，宜大柴胡、大承气汤。二十六。用前第一第二方。

【语译】 见阳明病篇。

阳明病，谵语有潮热，反不能食者，胃中有燥屎五六枚也；若能食者，但鞭耳，属大承气汤证。二十七。

用前第二方。

【语译】 见阳明病篇。

下利谵语者，有燥屎也，属小承气汤。方二十八。

大黄四两　厚朴二两,炙,去皮　枳实三枚,炙

上三味，以水四升，煮取一升二合，去滓，分温再服。若更衣者，勿服之。

【语译】 见厥阴病篇。

得病二三日，脉弱，无太阳柴胡证，烦躁，心下痞，至四五日，虽能食，以承气汤，少少与微和之，令小安，至六日，与承气汤一升。若不大便六七日，小便少者，虽不大便，但初头鞭，后必溏，此未定成鞭也，攻之必溏，须小便利，屎定鞭，乃可攻之，宜大承气汤。二十九。用前第二方。一云大柴胡汤。

【语译】 见阳明篇。

　　太阳病中风，下利呕逆，表解者，乃可攻之。其人
漐漐汗出，发作有时，头痛，心下痞鞕满，引胁下痛，干
呕则短气，汗出不恶寒者，此表解里未和也，属十枣汤。
方三十。

　　芫花_{熬赤}　甘遂　大戟_{各等分}。

　　上三味，各异捣筛秤已合治之，以水一升半，煮大
肥枣十枚，取八合，去枣，内药末，强人服重一钱匕，羸
人半钱，温服之，平旦服。若下少，病不除者，明日更
服，加半钱，得快下利后，糜粥自养。

　　【语译】　见太阳病下篇。

　　太阳病不解，热结膀胱，其人如狂，血自下，下者
愈。其外未解者，尚未可攻，当先解其外；外解已，但少
腹急结者，乃可攻之，宜桃核承气汤。方三十一。

　　桃仁_{五十枚,去皮尖}　大黄_{四两}　甘草_{二两,炙}　芒硝_{二两}
桂枝_{二两,去皮}

　　上五味，以水七升，煮四物，取二升半，去滓，内芒
硝，更上火煎微沸，先食温服五合，日三服，当微利。

　　【语译】　见太阳病中篇。

　　伤寒七八日，身黄如橘子色，小便不利，腹微满者，
属茵陈蒿汤证。三十二。_{用前第二十三方。}

　　【语译】　见阳明病篇。

　　伤寒发热，汗出不解，心中痞鞕，呕吐而下利者，属
大柴胡汤证。三十三。_{用前第一方。}

　　【语译】　见太阳病下篇。

伤寒十余日，热结在里，复往来寒热者，属大柴胡汤证。三十四。用前第一方。

【语译】 见太阳病下篇。

但结胸，无大热者，以水结在胸胁也，但头微汗出者，属大陷胸汤。方三十五。

大黄六两 芒硝一升 甘遂末一钱匕

上三味，以水六升，先煮大黄，取二升，去滓，内芒硝，更煮一二沸，内甘遂末，温服一升。

【语译】 见太阳病下篇。

伤寒六七日，结胸热实，脉沉而紧，心下痛，按之石鞕者，属大陷胸汤证。三十六。用前第三十五方。

【语译】 见太阳病下篇。

阳明病，其人多汗，以津液外出，胃中燥，大便必鞕，鞕则谵语，属小承气汤证。三十七。用前第二十八方。

【语译】 见阳明病篇。

阳明病不吐不下，心烦者，属调胃承气汤。方三十八。

大黄四两,酒洗 甘草二两,炙 芒硝半升

上三味，以水三升，煮取一升，去滓，内芒硝，更上火微煮令沸，温顿服之。

【语译】 见阳明病篇。

阳明病脉迟，虽汗出不恶寒者，其身必重，短气腹满而喘，有潮热者，此外欲解，可攻里也。手足濈然汗出者，此大便已鞕也，大承气汤主之；若汗出多，微发热恶寒者，外未解也，桂枝汤主之。其热不潮，未可与承气汤；若腹大满不通者，与小承气汤，微和胃气，勿令至大泄下。三十九。 大承气汤用前第二方，小承气用前第二十八方。

桂枝汤方

桂枝去皮　芍药　生姜切，各三两　甘草二两，炙　大枣十二枚，擘

上五味，以水七升，者取三升，去滓，温服一升。服汤后，饮热稀粥一升余，以助药力，取微似汗。

【语译】 见阳明病篇。

阳明病潮热，大便微鞕者，可与大承气汤；不鞕者，不可与之。若不大便六七日，恐有燥屎，欲知之法，少与小承气汤，汤入腹中，转矢气者，此有燥屎也，乃可攻之。若不转矢气者，此但初头鞕，后必溏，不可攻之，攻之必胀满不能食也，欲饮水者，与水则哕。其后发热者，大便必复鞕而少也，宜以小承气汤和之。不转矢气者，慎不可攻也。四十。 并用前方。

【语译】 见阳明病篇。

阳明病，谵语，发潮热，脉滑而疾者，小承气汤主之。因与承气汤一升，腹中转气者，更服一升；若不转气者，勿更与之。明日又不大便，脉反微涩者，里虚也，为难治，不可更与承气汤。四十一。 用前第二十八方。

【语译】 见阳明病篇。

二阳并病，太阳证罢，但发潮热，手足漐漐汗出，大

便难，而谵语者，下之则愈，宜大承气汤。四十二。_{用前}

第二方。

【语译】 见阳明病篇。

病人小便不利，大便乍难乍易，时有微热，喘冒不能卧者，有燥屎也，属大承气汤证。四十三。 用前第二方。

【语译】 见阳明病篇。

大下后，六七日不大便，烦不解，腹满痛者，此有燥屎也。所以然者，本有宿食故也，属大承气汤证。四十四。用前第二方。

【语译】 见阳明病篇。

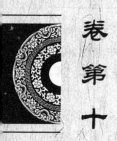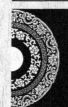

卷第十

伤寒论

汉　张仲景述　晋　王叔和撰次
宋　林　亿校正
明　赵开美校刻
沈　琳同校

辨发汗吐下后病脉证并治第二十二合四十八法，方三十九首。

【提要】　本篇重集论中汗、吐、下后所引起的阴阳不和诸般变证，意在重申汗、吐、下三法为驱除病邪的治法，用之不当，则反伤正气致变证百出，为害甚剧。并借此体现"观其脉证，知犯何逆，随证治之"之救逆原则。故本篇内容医理深微，于临床实践很有指导意义。

太阳病，八九日，如疟状，热多寒少，不呕，清便，脉微而恶寒者，不可更发汗吐下也，以其不得小汗，身必痒，属桂枝麻黄各半汤。第一。七味。前有二十二病证。

服桂枝汤，或下之，仍头项强痛，发热，无汗，心下满痛，小便不利，属桂枝去桂加茯苓白术汤。第二。六味。

太阳病，发汗不解，而下之，脉浮者为在外，宜桂枝汤。第三。五味。

下之后，复发汗，昼日烦躁，夜安静，不呕，不渴，无表证，脉沉微者，属干姜附子汤。第四。二味。

伤寒若吐若下后，心下逆满，气上冲胸，起则头眩，脉沉紧，发汗则身为振摇者，属茯苓桂枝白术甘草汤。第五。四味。

发汗若下之，病不解，烦躁者，属茯苓四逆汤。第六。五味。

发汗吐下后，虚烦不眠，若剧者，反覆颠倒，心中懊憹，属栀子豉汤。少气者，栀子甘草豉汤；呕者，栀子生姜豉汤。第七。栀子豉汤二味；栀子甘草豉汤、栀子生姜豉汤，并三味。

发汗下之，而烦热胸中窒者，属栀子豉汤证。第八。用上初方。

太阳病，过经十余日，心下欲吐，胸中痛，大便溏，腹满，微烦，先此时极吐下者，与调胃承气汤。第九。三味。

太阳病，重发汗，复下之，不大便五六日，舌上燥而渴，日晡潮热，心腹鞕满痛，不可近者，属大陷胸汤。第十。三味。

伤寒五六日，发汗复下之，胸胁满微结，小便不利，渴而不呕，头汗出，寒热，心烦者，属柴胡桂枝干姜汤。第十一。七味。

伤寒发汗、吐下、解后，心下痞鞕，噫气不除者，属旋覆代赭汤。第十二。七味。

伤寒下之，复发汗，心下痞，恶寒，表未解也。表解乃可攻痞，解表宜桂枝汤；攻痞宜大黄黄连泻心汤。第十三。桂枝汤用前第三方；大黄泻心汤二味。

伤寒吐下后，七八日不解，热结在里，表里俱热，恶风，大渴，舌上燥而烦，欲饮水数升者，属白虎加人参汤。第十四。五味。

伤寒吐下后，不解，不大便至十余日，日晡发潮热，不恶寒，如见鬼状。剧者不识人，循衣摸床，惕而不安，微喘直视，发热谵语者，属大承气汤。第十五。四味。

三阳合病，腹满身重，口不仁面垢，谵语遗尿。发汗则谵语，下之则额上汗，手足逆冷，自汗出者，属白虎汤。第十六。四味。

阳明病，脉浮紧，咽躁口苦，腹满而喘，发热汗出，反恶热，身重。若发汗则谵语；加温针必怵惕，烦躁不眠；若下之；心中懊憹，舌上苔者，属栀子豉汤证。第十七。用前第七方。

阳明病，下之，心中懊憹而烦，胃中有燥屎，可攻，宜大承气汤。第十八。用前第十五方。

太阳病，吐下发汗后，微烦，小便数，大便硬者，与小承气汤和之。第十九。三味。

大汗大下而厥者，属四逆汤。第二十。三味。

太阳病，下之，气上冲者，与桂枝汤。第二十一。用前第三方。

太阳病，下之后，脉促胸满者，属桂枝去芍药汤。第二十二。四味。

若微寒者，属桂枝去芍药加附子汤。第二十三。五味。

太阳桂枝证，反下之，利不止，脉促，喘而汗出者，属葛根黄芩黄连汤。第二十四。四味。

太阳病，下之微喘者，表未解也，属桂枝加厚朴杏子汤。第二十五。七味。

伤寒，不大便六七日，头痛有热者，与承气汤。小便清者，一云大便青。知不在里，当发汗，宜桂枝汤。第二十六。用前第三方。

伤寒五六日，下之后，身热不去，心中结痛者，属栀子豉汤证。第二十七。用前第七方。

伤寒下后，心烦腹满，卧起不安，属栀子厚朴汤。第二十八。三味。

伤寒，以丸药下之，身热不去，微烦者，属栀子干姜汤。第二十九。二味。

伤寒下之，续得下利不止，身疼痛，急当救里，后身疼痛，清便自调者，急当救表。救里宜四逆汤，救表宜桂枝汤。第三十。并用前方。

太阳病，过经十余日，二三下之，柴胡证仍在，与小柴胡汤。呕止小安，郁郁微烦者，可与大柴胡汤。第三十一。八味。

伤寒十三日不解，胸胁满而呕，日晡发潮热，微利。潮热者，实也，先服小柴胡汤以解外，后以柴胡加芒硝汤主之。第三十二。八味。

伤寒十三日，过经谵语，有热也。若小便利。当大便鞕，而反利者，知以丸药下之也。脉和者，内实也，属调胃承气汤证。

第三十三。用前第九方。

伤寒八九日，下之，胸满烦惊，小便不利，谵语，身重不可转侧者，属柴胡加龙骨牡蛎汤。第三十四。十二味。

火逆下之，因烧针烦躁者，属桂枝甘草龙骨牡蛎汤。第三十五。四味。

太阳病，脉浮而动数，头痛发热，盗汗，恶寒，反下之，膈内拒痛，短气躁烦，心中懊憹，心下因鞕，则为结胸，属大陷胸汤证。第三十六。用前第十方。

伤寒五六日，呕而发热者，小柴胡汤证具，以他药下之，柴胡证仍在者，复与柴胡汤。必蒸蒸而振，却发热汗出而解。若心满而鞕痛者，此为结胸，大陷胸汤主之，但满而不痛者，为痞，属半夏泻心汤。第三十七。七味。

本以下之，故心下痞，其人渴而口燥烦，小便不利者，属五苓散。第三十八。五味。

伤寒中风，下之，其人下利日数十行，腹中雷鸣，心下痞鞕，干呕，心烦。复下之，其痞益甚，属甘草泻心汤。第三十九。六味。

伤寒服药，下利不止，心下痞鞕。复下之，利不止，与理中，利益甚，属赤石脂禹余粮汤。第四十。二味。

太阳病，外证未除，数下之，遂协热而利，利不止，心下痞鞕，表里不解，属桂枝人参汤。第四十一。五味。

下后，不可更行桂枝汤，汗出而喘，无大热者，属麻黄杏子甘草石膏汤。第四十二。四味。

阳明病，下之，外有热，手足温，心中懊憹，饥不能食，但头汗出，属栀子豉汤证。第四十三。用前第七方。

伤寒吐后，腹胀满者，属调胃承气汤证。第四十四。用前第九方。

病人无表里证，发热七八日，脉虽浮数，可下之。假令已下，脉数不解，不大便者，有瘀血，属抵当汤。第四十五。四味。

本太阳病，反下之，腹满痛，属太阴也，属桂枝加芍药汤。第四十六。五味。

伤寒六七日，大下，寸脉沉而迟，手足厥，下部脉不至，喉咽不利，唾脓血者，属麻黄升麻汤。第四十七。十四味

伤寒本自寒下，复吐下之，食入口即吐，属干姜黄芩黄连人参汤。第四十八。四味。

师曰：病人脉微而涩者，此为医所病也。大发其汗，又数大下之，其人亡血，病当恶寒，后乃发热，无休止时。夏月盛热，欲著复衣，冬月盛寒，欲裸其身，所以然者，阳微则恶寒，阴弱则发热，此医发其汗，使阳气微，又大下之，令阴气弱。五月之时，阳气在表，胃中虚冷，以阳气内微，不能胜冷，故欲著复衣；十一月之时，阳气在里，胃中烦热，以阴气内弱，不能胜热，故欲裸其身。又阴脉迟涩，故知亡血也。

【语译】 见辨脉法。

寸口脉浮大，而医反下之，此为大逆。浮则无血，大则为寒，寒气相抟，则为肠鸣。医乃不知，而反饮冷水，令汗大出，水得寒气，冷必相搏，其人则𫸩。

【语译】 见辨脉法。

太阳病三日，已发汗，若吐，若下，若温针，仍不解者，此为坏病，桂枝不中与之也。观其脉证，知犯何逆，随证治之。

【语译】 见太阳病上篇。

脉浮数者，法当汗出而愈，若下之，身重，心悸者，

不可发汗，当自汗出乃解。所以然者，尺中脉微，此里虚，须表里实，津液和，便自汗出愈。

【语译】 见太阳病中篇。

凡病若发汗，若吐，若下，若亡血，无津液，阴阳脉自和者，必自愈。

【语译】 见太阳病中篇。

大下之后，复发汗，小便不利者，亡津液故也。勿治之，得小便利，必自愈。

【语译】 见太阳病中篇。

下之后，复发汗，必振寒，脉微细。所以然者，以内外俱虚故也。

【语译】 见太阳病中篇。

本发汗，而复下之，此为逆也；若先发汗，治不为逆。本先下之，而反汗之，为逆；若先下之，治不为逆。

【语译】 见太阳病中篇。

太阳病，先下而不愈，因复发汗，以此表里俱虚，其人因致冒，冒家汗出自愈。所以然者，汗出表和故也。得表和，然后复下之。

【语译】 见太阳病中篇。

得病六七日，脉迟浮弱，恶风寒，手足温，医二三下之，不能食，而胁下满痛，面目及身黄，颈项强，小便难者，与柴胡汤，后必下重，本渴饮水而呕者，柴胡不中与也，食谷者哕。

【语译】 见太阳病中篇。

太阳病，二三日不能卧，但欲起，心下必结，脉微弱者，此本有寒分也。反下之，若利止，必作结胸，未止者，四日复下之，此作协热利也。

【语译】 见太阳病下篇。

太阳病，下之，其脉促，一作纵。不结胸者，此为欲解也。脉浮者，必结胸；脉紧者，必咽痛；脉弦者，必两胁拘急；脉细数者，头痛未止；脉沉紧者，必欲呕；脉沉滑者，协热利；脉浮滑者，必下血。

【语译】 见太阳病下篇。

太阳少阳并病，而反下之，成结胸，心下鞕，下利不止，水浆不下，其人心烦。

【语译】 见太阳病下篇。

脉浮而紧，而复下之，紧反入里，则作痞，按之自濡，但气痞耳。

【语译】 见太阳病下篇。

伤寒吐下发汗后，虚烦，脉甚微，八九日心下痞鞕，胁下痛，气上冲咽喉，眩冒，经脉动惕者，久而成痿。

【语译】 见太阳病下篇。

阳明病，能食，下之不解者，其人不能食，若攻其热必哕。所以然者，胃中虚冷故也，以其人本虚，攻其热必哕。

【语译】 见阳明病篇。

271

阳明病，脉迟，食难用饱，饱则发烦，头眩，必小便难，此欲作谷疸。虽下之，腹满如故，所以然者，脉迟故也。

【语译】 见阳明病篇。

夫病阳多者热，下之则鞕；汗多，极发其汗亦鞕。

【语译】 病阳盛的属热，攻下就使大便硬；本来出汗很多，再大发汗也使大便硬。

太阳病，寸缓关浮尺弱，其人发热，汗出，复恶寒，不呕，但心下痞者，此以医下之也。

【语译】 见阳明病篇。

太阴之为病，腹满而吐，食不下，自利益甚，时腹自痛，若下之，必胸下结鞕。

【语译】 见太阴病篇。

伤寒大吐大下之，极虚，复极汗者，其人外气怫郁，复与之水，以发其汗，因得哕。所以然者，胃中寒冷故也。

【语译】 见厥阴病篇。

吐利发汗后，脉平，小烦者，以新虚不胜谷气故也。

【语译】 见霍乱病篇。

太阳病，医发汗，遂发热恶寒，因复下之，心下痞。表里俱虚，阴阳气并竭，无阳则阴独。复加烧针，因胸烦，面色青黄，肤瞤者，难治；今色微黄，手足温者，易愈。

【语译】 见太阳病下篇。

太阳病，得之八九日，如疟状，发热恶寒，热多寒少，其人不呕，清便欲自可，一日二三度发。脉微缓者，为欲愈也；脉微而恶寒者，此阴阳俱虚，不可更发汗更下更吐也；面色反有热色者，未欲解也，以其不能得小汗出，身必痒，属桂枝麻黄各半汤。方一。

桂枝一两十六铢　芍药一两　生姜一两，切　甘草一两，炙　麻黄一两，去节　大枣四枚，擘　杏仁二十四个，汤浸，去皮尖及两人者

上七味，以水五升，先煮麻黄一二沸，去上沫，内诸药，煮取一升八合，去滓，温服六合。本云，桂枝汤三合，麻黄汤三合，并为六合，顿服。

【语译】 见太阳病上篇。

服桂枝汤，或下之，仍头项强痛，翕翕发热，无汗，心下满微痛，小便不利者，属桂枝去桂加茯苓白术汤。方二。

芍药三两　甘草二两，炙　生姜三两，切　白术三两　茯苓三两　大枣十二枚，擘

上六味，以水八升，煮取三升，去滓，温服一升，小便利则愈。本云，桂枝汤，今去桂枝，加茯苓白术。

【语译】 见太阳病上篇。

太阳病，先发汗不解，而下之，脉浮者不愈，浮为在外，而反下之，故令不愈。今脉浮，故在外，当须解外则愈，宜桂枝汤。方三。

桂枝三两，去皮　芍药三两　生姜三两，切　甘草二两，炙

大枣十二枚，擘

上五味，以水七升，煮取三升，去滓，温服一升，须臾啜热稀粥一升，以助药力，取汗。

【语译】 见太阳病中篇。

下之后，复发汗，昼日烦躁不得眠，夜而安静，不呕，不渴，无表证，脉沉微，身无大热者，属干姜附子汤。方四。

干姜一两　附子一枚，生用，去皮，破八片

上二味，以水三升，煮取一升，去滓，顿服。

【语译】 见太阳病中篇。

伤寒若吐若下后，心下逆满，气上冲胸，起则头眩，脉沉紧，发汗则动经，身为振振摇者，属茯苓桂枝白术甘草汤。方五。

茯苓四两　桂枝三两，去皮　白术二两　甘草二两，炙

上四味，以水六升，煮取三升，去滓，分温三服。

【语译】 见太阳病中篇。

发汗若下之后，病仍不解，烦躁者，属茯苓四逆汤。方六。

茯苓四两　人参一两　附子一枚，生用，去皮，破八片　甘草二两，炙　干姜一两半

上五味，以水五升，煮取二升，去滓，温服七合，日三服。

【语译】 见太阳病中篇。

发汗吐下后，虚烦不得眠，若剧者，必反覆颠倒，心

中懊憹，属栀子豉汤。若少气者，栀子甘草豉汤；若呕者，栀子生姜豉汤。七。

肥栀子十四味，擘　香豉四合，绵裹

上二味，以水四升，先煮栀子，得二升半，内豉，煮取一升半，去滓，分为二服，温进一服。得吐者，止后服。

栀子甘草豉汤方

肥栀子十四个，擘　甘草二两，炙　香豉四合，绵裹

上三味，以水四升，先煮二味，取二升半，内豉，煮取一升半，去滓，分二服，温进一服。得吐者，止后服。

栀子生姜豉汤方

肥栀子十四个，擘　生姜五两，切　香豉四合，绵裹

上三味，以水四升，先煮二味，取二升半，内豉，煮取一升半，去滓，分二服，温进一服。得吐者，止后服。

【语译】　见太阳病中篇。

发汗若下之，而烦热胸中窒者，属栀子豉汤证。八。用前初方。

【语译】　见太阳病中篇。

太阳病，过经十余日，心下温温欲吐，而胸中痛，大便反溏，腹微满，郁郁微烦，先此时极吐下者，与调胃承气汤。若不尔者，不可与。但欲吐，胸中痛，微溏者，此非柴胡汤证，以呕故知极吐下也，调胃承气汤。方九。

大黄四两，酒洗　甘草二两，炙　芒硝半升

上三味，以水三升，煮取一升，去滓，内芒硝，更上

火令沸，顿服之。

【语译】　见太阳病中篇。

太阳病，重发汗，而复下之，不大便五六日，舌
上燥而渴，日晡所小有潮热，一云，日晡所发心胸大烦。从
心下至少腹鞕满而痛，不可近者，属大陷胸汤。方十。

大黄六两，去皮，酒洗　芒硝一升　甘遂末一钱匕

上三味，以水六升，煮大黄，取二升，去滓，内芒硝，
煮两沸，内甘遂末，温服一升，得快利，止后服。

【语译】　见太阳病下篇。

伤寒五六日，已发汗，而复下之，胸胁满微结，小便
不利，渴而不呕，但头汗出，往来寒热，心烦者，此为未
解也，属柴胡桂枝干姜汤。方十一。

柴胡半斤　桂枝三两，去皮　干姜二两　栝楼根四两　黄
芩三两　甘草二两，炙　牡蛎二两，熬

上七味，以水一斗二升，煮取六升，去滓，再煎取三
升，温服一升，日三服。初服微烦，后汗出便愈。

【语译】　见太阳病下篇。

伤寒发汗，若吐若下，解后，心下痞鞕，噫气不除
者，属旋覆代赭汤。方十二。

旋覆花三两　人参二两　生姜五两　代赭一两　甘草三
两，炙　半夏半升，洗　大枣十二枚，擘

上七味，以水一斗，煮取六升，去滓，再煎取三升，
温服一升，日三服。

【语译】　见太阳病下篇。

伤寒大下之，复发汗，心下痞，恶寒者，表未解也，不可攻痞，当先解表，表解乃攻痞，解表宜桂枝汤，用前方；攻痞宜大黄黄连泻心汤。方十三。

大黄二两,酒洗　黄连一两

上二味，以麻沸汤二升渍之，须臾绞去滓，分温再服。有黄芩,见第四卷中。

【语译】　见太阳病下篇。

伤寒若吐下后，七八日不解，热结在里，表里俱热，时时恶风，大渴，舌上干燥而烦，欲饮水数升者，属白虎加人参汤。方十四。

知母六两　石膏一斤,碎　甘草二两,炙　粳米六合　人参三两

上五味，以水一斗，煮米熟，汤成去滓，温服一升，日三服。

【语译】　见太阳病下篇。

伤寒若吐若下后，不解，不大便五六日，上至十余日，日晡所发潮热，不恶寒，独语如见鬼状。若剧者，发则不识人，循衣摸床，惕而不安，一云,顺衣妄撮,怵惕不安。微喘直视，脉弦者生，涩者死。微者，但发热，谵语者，属大承气汤。方十五。

大黄四两,去皮,酒洗　厚朴半斤,炙　枳实五枚,炙　芒硝三合

上四味，以水一斗，先煮二味，取五升，内大黄，煮取二升，去滓，内芒硝，更煮令一沸，分温再服。得利者，止后服。

【语译】　见阳明病篇。

三阳合病，腹满身重，难以转侧，口不仁面垢。又作枯,一云向经。

【语译】　参见阳明病篇一条文的上半节。

谵语遗尿，发汗则谵语，下之则额上生汗，若手足逆冷，自汗出者，属白虎汤。方十六。

知母六两　石膏一斤,碎　甘草二两,炙　粳米六合

上四味，以水一斗，煮米熟汤成，去滓，温服一升，日三服。

【语译】　参见阳明病篇。

阳明病，脉浮而紧，咽燥口苦，腹满而喘，发热汗出，不恶寒，反恶热，身重。若发汗则躁，心愦愦而反谵语；若加温针，必怵惕烦躁不得眠；若下之，则胃中空虚，客气动膈，心中懊恼，舌上胎者，属栀子豉汤证。十七。用前第七方。

【语译】　见阳明病篇。

阳明病，下之，心中懊恼而烦，胃中有燥屎者，可攻。腹微满，初头鞕，后必溏，不可攻之。若有燥屎者，宜大承气汤。第十八。用前第十五方。

【语译】　见阳明病篇。

太阳病，若吐若下若发汗后，微烦，小便数，大便因鞕者，与小承气汤和之愈。方十九。

大黄四两,酒洗　厚朴二两,炙　枳实三枚,炙

上三味，以水四升，煮取一升二合，去滓，分温二服。

【语译】 见阳明病篇。

大汗若大下，而厥冷者，属四逆汤。方二十。

甘草_{二两,炙}　干姜_{一两半}　附子_{一枚,生用,去皮,破八片}

上三味，以水三升，煮取一升二合，去滓，分温，再服，强人可大附子一枚，干姜四两。

【语译】 见厥阴病篇。

太阳病，下之后，其气上冲者，可与桂枝汤。若不上冲者，不得与之。二十一。_{用前第三方。}

【语译】 见太阳病上篇。

太阳病，下之后，脉促胸满者，属桂枝去芍药汤。方二十二。_{促，一作纵。}

桂枝_{三两,去皮}　甘草_{二两,炙}　生姜_{三两}　大枣_{十二枚,擘}

上四味，以水七升，煮取三升，去滓，温服一升。本云，桂枝汤，今去芍药。

【语译】 见太阳病上篇。

若微寒者，属桂枝去芍药加附子汤。方二十三。

桂枝_{三两,去皮}　甘草_{二两,炙}　生姜_{三两,切}　大枣_{十二枚,擘}　附子_{一枚,炮}

上五味，以水七升，煮取三升，去滓，温服一升，本云，桂枝汤，今去芍药加附子。

【语译】 见太阳病上篇。

太阳病桂枝证，医反下之，利遂不止，脉促者，表未解也；喘而汗出者，属葛根黄芩黄连汤。方二十四。促，一作纵。

葛根半斤　甘草二两，炙　黄芩三两　黄连三两

上四味，以水八升，先煮葛根，减二升，内诸药，煮取二升，去滓，温分再服。

【语译】　见太阳病中篇。

太阳病，下之微喘者，表未解故也，属桂枝加厚朴杏子汤。方二十五。

桂枝三两，去皮　芍药三两　生姜三两，切　甘草二两，炙　厚朴二两，炙，去皮　大枣十二枚，擘　杏仁五十个，去皮尖

上七味，以水七升，煮取三升，去滓，温服一升。

【语译】　见太阳病中篇。

伤寒，不大便六七日，头痛有热者，与承气汤。其小便清者，一云，大便青。知不在里，仍在表也，当须发汗；若头痛者，必衄，宜桂枝汤。二十六。用前第三方。

【语译】　见太阳病中篇。

伤寒五六日，大下之后，身热不去，心中结痛者，未欲解也，属栀子豉汤证。二十七。用前第七方。

【语译】　见太阳病中篇。

伤寒下后，心烦腹满，卧起不安者，属栀子厚朴汤。方二十八。

栀子十四枚，擘　厚朴四两，炙　枳实四个，水浸，炙令赤

上三味，以水三升半，煮取一升半，去滓，分二服，温进一服。得吐者，止后服。

【语译】　见太阳病中篇。

伤寒，医以丸药大下之，身热不去，微烦者，属栀子干姜汤。方二十九。

栀子十四个,擘　干姜二两

上二味，以水三升半，煮取一升半，去滓，分二服。一服得吐者，止后服。

【语译】　参见太阳病中篇。

凡用栀子汤，病人旧微溏者，不可与服之。

【语译】　参见太阳病中篇。

伤寒医下之，续得下利，清谷不止，身疼痛者，急当救里；后身疼痛，清便自调者，急当救表。救里宜四逆汤；救表宜桂枝汤。三十。并用前方。

【语译】　见太阳病中篇。

太阳病，过经十余日，反二三下之，后四五日，柴胡证仍在者，先与小柴胡。呕不止，心下急，一云,呕止小安。郁郁微烦者，为未解也，可与大柴胡汤，下之则愈。方三十一。

柴胡半斤　黄芩三两　芍药三两　半夏半升,洗　生姜五两　枳实四枚,炙　大枣十二枚,擘

上七味，以水一斗二升，煮取六升，去滓，再煎取三升，温服一升，日三服，一方加大黄二两，若不加，恐不为大柴胡汤。

【语译】　见太阳病中篇。

伤寒十三日不解，胸胁满而呕，日晡所发潮热，已而微利，此本柴胡，下之不得利，今反利者，知医以丸药

下之，此非其治也。潮热者，实也，先服小柴胡汤以解外，后以柴胡加芒硝汤主之。方三十二。

柴胡二两十六铢　黄芩一两　人参一两　甘草一两，炙　生姜一两　半夏二十铢，旧云，五枚，洗　大枣四枚，擘　芒硝二两

上八味，以水四升，煮取二升，去滓，内芒硝，更煮微沸，温分再服，不解更作。

【语译】　见太阳病中篇。

伤寒十三日，过经谵语者，以有热也，当以汤下之。若小便利者，大便当鞕，而反下利，脉调和者，知医以丸药下之，非其治也。若自下利者，脉当微厥，今反和者，此为内实也，属调胃承气汤证。三十三。用前第九方。

【语译】　见太阳病中篇。

伤寒八九日，下之胸满烦惊，小便不利，谵语，一身尽重，不可转侧者，属柴胡加龙骨牡蛎汤。方三十四。

柴胡四两　龙骨一两半　黄芩一两半　生姜一两半，切　铅丹一两半　人参一两半　桂枝一两半，去皮　茯苓一两半　半夏二合半，洗　大黄二两　牡蛎一两半，熬　大枣六枚，擘

上十二味，以水八升，煮取四升，内大黄，切如棋子，更煮一两沸，去滓，温服一升。本云柴胡汤，今加龙骨等。

【语译】　见太阳病中篇。

火逆下之，因烧针烦躁者，属桂枝甘草龙骨牡蛎汤。方三十五。

桂枝一两，去皮　甘草二两，炙　龙骨二两　牡蛎二两，熬

上四味，以水五升，煮取二升半，去滓，温服八合，

日三服。

【语译】 见太阳病中篇。

太阳病，脉浮而动数，浮则为风，数则为热，动则为痛，数则为虚。头痛发热，微盗汗出，而反恶寒者，表未解也。医反下之，动数变迟，膈内拒痛，_{一云,头痛即眩}。胃中空虚，客气动膈，短气躁烦，心中懊憹，阳气内陷，心下因鞕，则为结胸，属大陷胸汤证。若不结胸，但头汗出，余处无汗，剂颈而还，小便不利，身必发黄。三十六。_{用前第十方。}

【语译】 见太阳病下篇。

伤寒五六日，呕而发热者，柴胡汤证具，而以他药下之，柴胡证仍在者，复与柴胡汤。此虽已下之，不为逆，必蒸蒸而振，却发热汗出而解。若心下满而鞕痛者，此为结胸也，大陷胸汤主之，用前方。但满而不痛者，此为痞，柴胡不中与之，属半夏泻心汤。方三十七。

半夏_{半升,洗} 黄芩_{三两} 干姜_{三两} 人参_{三两} 甘草_{三两,炙} 黄连_{一两} 大枣_{十二枚,擘}

上七味，以水一斗，煮取六升，去滓，再煎，取三升，温服一升，日三服。

【语译】 见太阳病下篇。

本以下之，故心下痞，与泻心汤。痞不解，其人渴而口燥烦，小便不利者，属五苓散。方三十八。_{一方云,忍之一日乃愈。}

猪苓_{十八铢,去黑皮} 白术_{十八铢} 茯苓_{十八铢} 泽泻_{一两六}

铢　桂心半两,去皮

上五味,为散,白饮和,服方寸匕,日三服。多饮暖水,汗出愈。

【语译】　见太阳病下篇。

伤寒中风,医反下之,其人下利日数十行,谷不化,腹中雷鸣,心下痞鞕而满,干呕,心烦不得安。医见心下痞,谓病不尽,复下之,其痞益甚,此非结热,但以胃中虚,客气上逆,故使鞕也,属甘草泻心汤。方三十九。

甘草四两,炙　黄芩三两　干姜三两　半夏半升,洗　大枣十二枚,擘　黄连一两

上六味,以水一斗,煮取六升,去滓,再煎,取三升,温服一升,日三服。有人参。见第四卷中。

【语译】　见太阳病下篇。

伤寒服汤药,下利不止,心下痞硬。服泻心汤已,复以他药下之,利不止。医以理中与之,利益甚。理中,理中焦,此利在下焦,属赤石脂禹余粮汤。复不止者,当利其小便。方四十。

赤石脂一升,碎　太一禹余粮一斤,碎

上二味,以水六升,煮取二升,去滓,分温三服。

【语译】　见太阳病下篇。

太阳病,外证未除,而数下之,遂协热而利,利下不止,心下痞鞕,表里不解者,属桂枝人参汤。方四十一。

桂枝四两,别切,去皮　甘草四两,炙　白术三两　人参三两干姜三两

上五味，以水九升，先煮四味，取五升，内桂，更煮取三升，去滓，温服一升，日再夜一服。

【语译】 见太阳病下篇。

下后，不可更行桂枝汤，汗出而喘，无大热者，属麻黄杏子甘草石膏汤。方四十二。

麻黄四两,去节　杏仁五十个,去皮尖　甘草二两,炙　石膏半斤,碎

上四味，以水七升，先煮麻黄，减二升，去上沫，内诸药，煮取三升，去滓，温服一升。本云，黄耳杯。

【语译】 见太阳病下篇。

阳明病，下之，其外有热，手足温，不结胸，心中懊恼，饥不能食，但头汗出者，属栀子豉汤证。四十三。用前第七初方。

【语译】 见阳明病篇。

伤寒吐后，腹胀满者，属调胃承气汤证。四十四。用前第九方。

【语译】 见阳明病篇。

病人无表里证，发热七八日，脉虽浮数者，可下之。假令已下，脉数不解，今热则消谷喜饥，至六七日，不大便者，有瘀血，属抵当汤。方四十五。

大黄三两,酒洗　桃仁二十枚,去皮尖　水蛭十三枚,熬　虻虫去翅足,三十枚,熬

上四味，以水五升，煮取三升，去滓，温服一升，不下更服。

【语译】 见阳明病篇。

本太阳病，医反下之，因尔腹满时痛者，属太阴也，属桂枝加芍药汤。方四十六。

桂枝三两，去皮　芍药六两　甘草二两，炙　大枣十二枚，擘 生姜三两，切

上五味，以水七升，煮取三升，去滓，分温三服。本云，桂枝汤，今加芍药。

【语译】　见太阴病篇。

伤寒六七日，大下，寸脉沉而迟，手足厥逆，下部脉不至，喉咽不利，唾脓血，泄利不止者，为难治，属麻黄升麻汤。方四十七。

麻黄二两半，去节　升麻一两六铢　当归一两六铢　知母十八铢　黄芩十八铢　萎蕤十八铢，一作菖蒲　芍药六铢　天门冬六铢，去心　桂枝六铢，去皮　茯苓六铢　甘草六铢，炙　石膏六铢，碎，绵裹　白术六铢　干姜六铢

上十四味，以水一斗，先煮麻黄一两沸，去上沫，内诸药，煮取三升，去滓，分温三服。相去如炊三斗米顷令尽，汗出愈。

【语译】　见厥阴病篇。

伤寒本自寒下，医复吐下之，寒格更逆吐下，若食入口即吐，属干姜黄芩黄连人参汤。方四十八。

干姜　黄芩　黄连　人参各三两

上四味，以水六升，煮取二升，去滓，分温再服。

【语译】　见厥阴病篇。

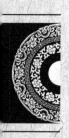

　　夫治伤寒之法，历观诸家方书，得仲景之多者，惟孙思邈。犹曰见大医疗伤寒，惟大青知母等诸冷物投之，极与仲景本意相反。又曰寻方之大意，不过三种，一则桂枝，二则麻黄，三则青龙，凡疗伤寒不出之也。鸣呼！是未知法之深者也。奈何仲景之意，治病发于阳者，以桂枝、生姜、大枣之类；发于阴者，以干姜、甘草、附子之类，非谓全用温热药。盖取《素问》辛甘发散之说，且风与寒，非辛甘不能发散之也。而又中风自汗用桂枝；伤寒无汗用麻黄；中风见寒脉、伤寒见风脉用青龙，若不知此，欲治伤寒者，是未得其门矣。然则此之三方，春冬所宜用之，若夏秋之时，病多中暍，当行白虎也。故《阴阳大论》云，脉盛身寒，得之伤寒，脉虚身热，得之伤暑。又云，五月六月，阳气已盛，为寒所折，病热则重。《别论》云，太阳中热，暍是也，其人汗出恶寒，身热而渴，白虎主之。若误服桂枝麻黄辈，未有不黄发斑出，脱血而得生者。此古人所未至，故附于卷之末云。

【语译】

　　治疗伤寒之法，遍观历代诸家方书，得到仲景传授较多的，

287

只有孙思邈。孙思邈犹说见名医治疗伤寒，唯用大青叶、知母等苦寒之药投之，极与仲景本意相反。又说探究仲景方书之大意，不过三种，一为桂枝，二为麻黄，三为青龙，大凡治疗伤寒不出此三者。啊！这都是不知治疗大法之深奥啊。奈何仲景之意，治病发于阳的，用桂枝、生姜、大枣之类；发于阴的，以干姜、甘草、附子之类，并非全用温热药。这是取《素问》辛甘发散之说，并且风与寒，非辛甘又不能发散。中风自汗用桂枝；伤寒无汗用麻黄；中风见伤寒脉，伤寒见中风脉用大青龙，若不知此，要想治伤寒，是没有得到其门径矣。然而此三方，春天冬天，适宜应用，若夏天秋天之时，病多属中暑，就当用白虎汤了。所以《阴阳大论》说，脉实有力恶寒，得病由于伤寒，脉虚无力发热，得病由于伤暑。又说，五月、六月，阳气已经旺盛，被寒所伤，病发热更重。《别论》说，太阳中热，为暍，病人汗出怕冷，发热口渴，白虎汤主之。若错误地服用桂枝、麻黄之类，没有不发黄出斑、出血而保全生命的。这些古人没有说到，因此附于卷之末记之。

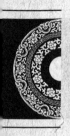

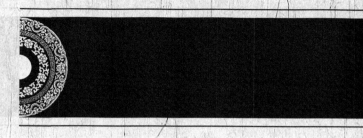

附记

　　《伤寒论语译》一书,是卫生部、国家中医药管理局在中医文献研究方面的科研课题之一,北京中医学院的刘渡舟教授承担了此项课题。1985年10月16日,卫生部原中医司中医古籍整理出版办公室在北京召开了课题论证会。与会参加论证的人员有何任教授、俞长荣教授、李培生教授、裘沛然教授、袁家玑教授、李克绍教授、欧阳锜研究员、方药中研究员、肖璋教授、许嘉禄教授、王绵之教授、贾维诚副编审,以及中医古籍整理出版办公室副主任宋志恒同志。本书责任编辑成德水副编审也出席了会议。

　　本书完成之后,国家中医药管理局委托人民卫生出版社,于1988年9月12日在北京由白永波同志主持了审定稿会议。与会参加审定的人员有裘沛然教授、李培生教授、李克绍教授、汤万春主治医师。欧阳锜研究员做了书面审定。另外,出席会议的还有主编单位的王永炎副院长,龙志贤副院长,国家中医药管理局科技司张瑞祥副司长,人民卫生出版社的成德水副编审,李世华副编审。

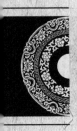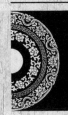

方名索引

二画

十枣汤 124，261

三画

干姜附子汤 86，274

干姜黄芩黄连人参汤 192，
286

大青龙汤 79，221

大承气汤 146，180，181，236，
249，255，277

大柴胡汤 100，117，235，
255，281

大陷胸汤 116，262

大黄黄连泻心汤 125，277

小青龙汤 80，222

小建中汤 99

小承气汤 146，195，249，260，
278

小柴胡汤 78，97，121，152，
164，196，204，222

小陷胸汤 118

四画

五苓散 89，119，157，200，
224，233，283

乌梅丸 186

文蛤散 119

五画

去桂加白术汤 133

甘草干姜汤 68，230

甘草汤 177

甘草附子汤 133

甘草泻心汤 127，250，284

四逆加人参汤 200

四逆汤 69，96，152，190，
201，218，231，279

四逆散 180

生姜泻心汤 126，234

白头翁汤 194

白虎加人参汤 66，130，151，
230，277

白虎汤 134，150，278

白通加猪胆汤　178
白通汤　178
白散　119
瓜蒂散　130，191
半夏泻心汤　123
半夏散　178

六画

芍药甘草汤　68，231
芍药甘草附子汤　88，233
当归四逆加吴茱萸生姜汤　190
当归四逆汤　189，250
竹叶石膏汤　205

七画

赤石脂禹余粮汤　127
吴茱萸汤　157，176，196
牡蛎泽泻散　204
附子汤　175
附子泻心汤　125

八画

苦酒汤　177
抵当丸　109，259
抵当汤　108，155，258，285
炙甘草汤　134

九画

茵陈蒿汤　155，259

茯苓四逆汤　89，274
茯苓甘草汤　90，191
茯苓桂枝甘草大枣汤　87，232
茯苓桂枝白术甘草汤　88，274
厚朴生姜半夏甘草人参汤　88，233
枳实栀子豉汤　203
栀子干姜汤　281
栀子甘草豉汤　91，275
栀子生姜豉汤　92，275
栀子厚朴汤　92，280
栀子柏皮汤　162
栀子豉汤　91，92，150，195，275

十画

真武汤　93，179，234
桂枝二麻黄一汤　66，230
桂枝人参汤　129
桂枝加大黄汤　168
桂枝加芍药生姜各一两人参三两新加汤　86，232
桂枝加芍药汤　168，286
桂枝加附子汤　63，229
桂枝加厚朴杏子汤　81，217，280
桂枝加桂汤　106，219

桂枝加葛根汤　61，219

桂枝去芍药加附子汤　64，279

桂枝去芍药加蜀漆牡蛎龙骨
　救逆汤　104

桂枝去芍药汤　64，279

桂枝去桂加茯苓白术汤　67，273

桂枝甘草龙骨牡蛎汤　106，282

桂枝甘草汤　87，232

桂枝汤　60，80，154，167，
　195，201，215，229，263，
　273

桂枝附子汤　132

桂枝麻黄各半汤　64，273

桔梗汤　177

桃花汤　176

桃核承气汤　101，261

柴胡加龙骨牡蛎汤　102，282

柴胡加芒硝汤　100，282

柴胡桂枝干姜汤　122，276

柴胡桂枝汤　121，223，236

烧裈散　203

调胃承气汤　68，89，145，
　231，262，275

通脉四逆加猪胆汤　202

通脉四逆汤　179，194

十一画

理中丸　200，205

黄芩加半夏生姜汤　132

黄芩汤　131

黄连汤　132

黄连阿胶汤　175

猪肤汤　177

猪苓汤　151，180

麻子仁丸　158

麻黄升麻汤　191，286

麻黄汤　78，153，216

麻黄杏子甘草石膏汤　128，
　232，285

麻黄杏仁甘草石膏汤　86

麻黄连轺赤小豆汤　162

麻黄附子甘草汤　175，223

麻黄细辛附子汤　174

旋覆代赭汤　128，276

十二画

葛根加半夏汤　77，220

葛根汤　76

葛根黄芩黄连汤　77，220，
　280

十四画

蜜煎　154，235